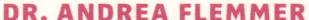

DR. ANDREA FLEMMER

Das Prämenstruelle Syndrom (PMS) natürlich behandeln

Heilmethoden, die für Linderung sorgen
Das können Sie selbst tun

Hilfe aus der Pflanzenheilkunde

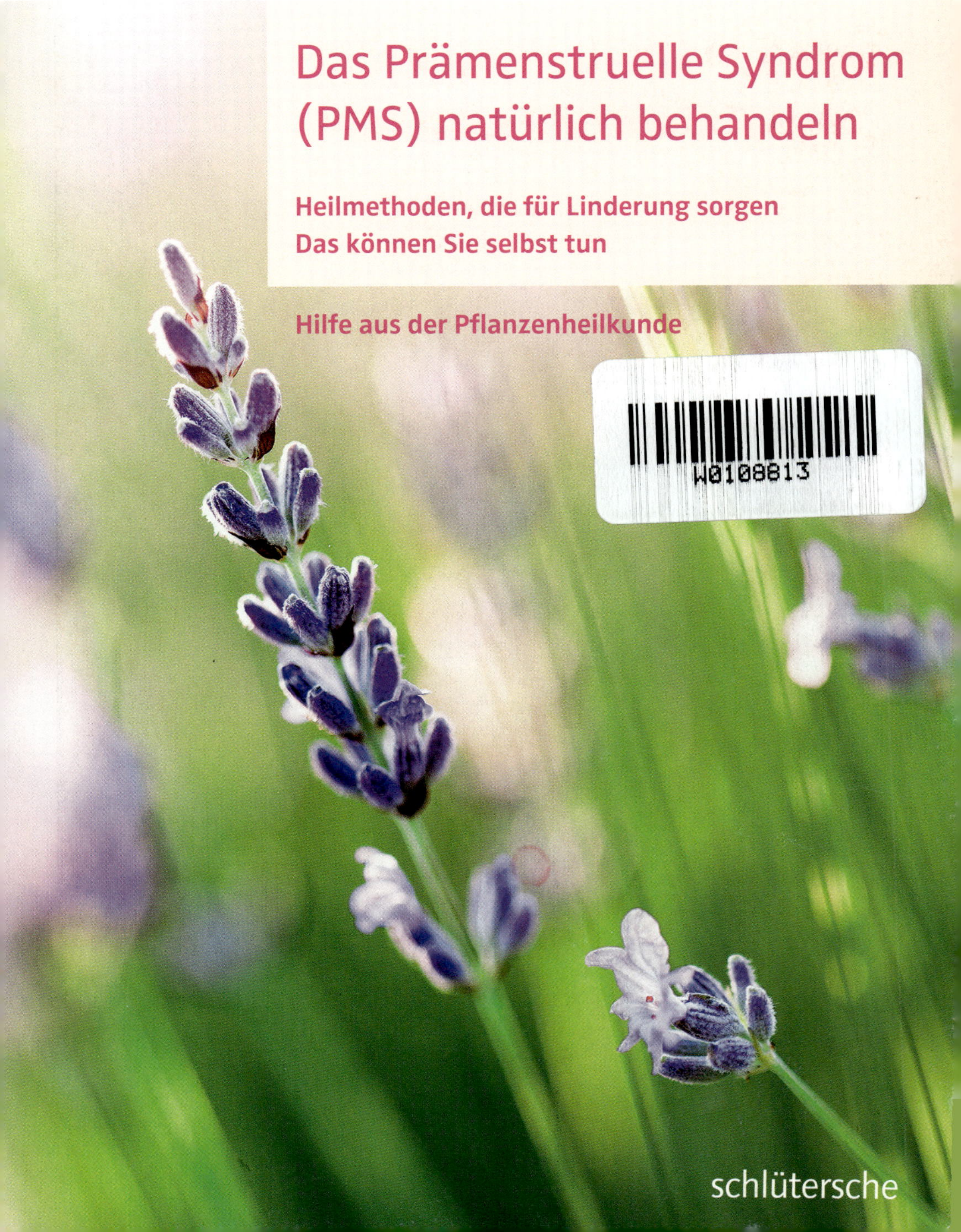

schlütersche

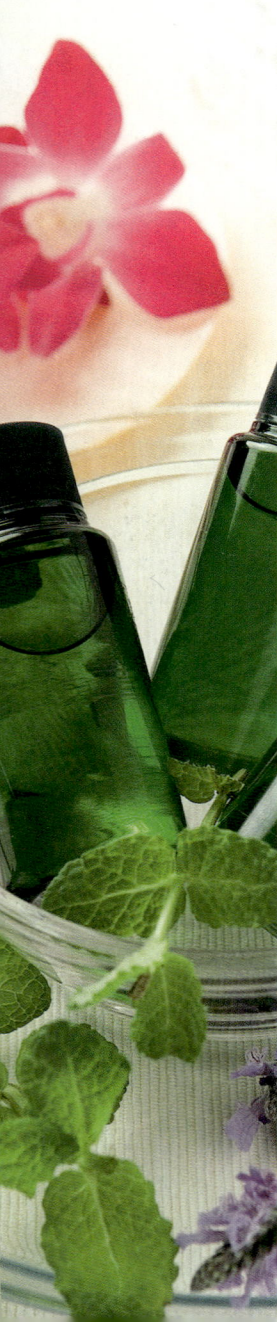

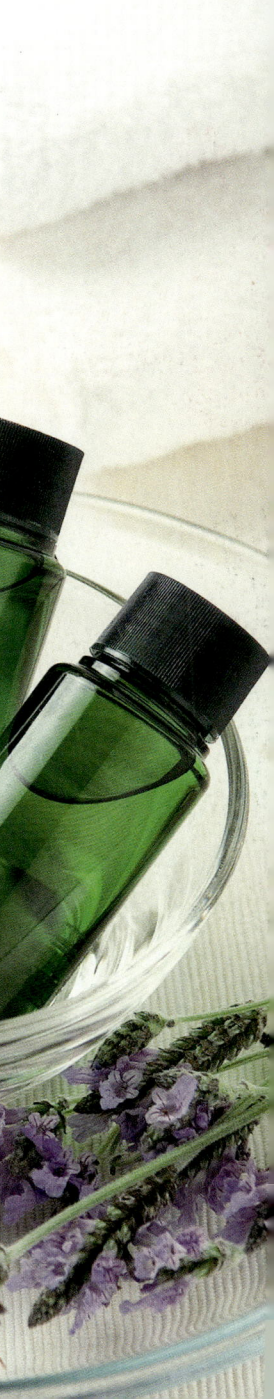

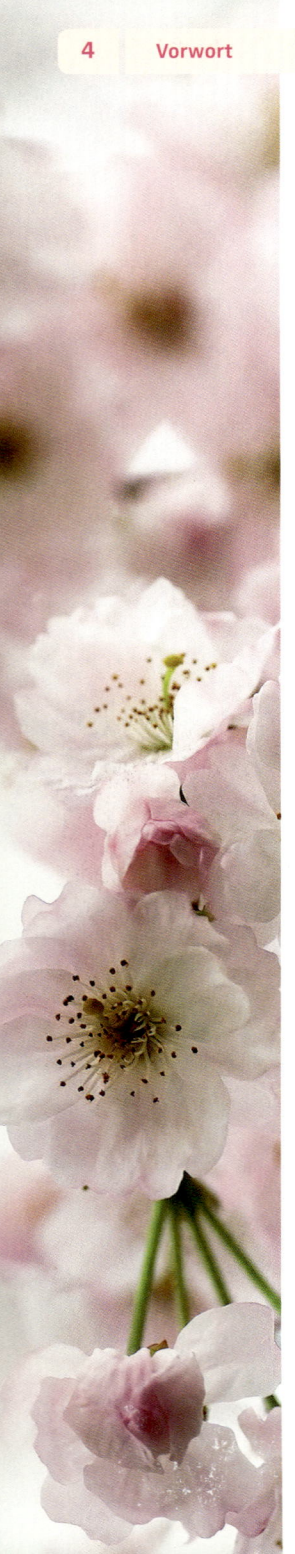

VORWORT

Liebe Leserinnen,

meine Mutter erzählte mir einmal, sie hätte vor ihren Tagen immer Depressionen gehabt. „Umbringa wern's Eana scho net glei" („Umbringen werden sie Sie schon nicht"), war die barsche Antwort des bayrischen Frauenarztes auf die Schilderung ihrer Beschwerden. Gut 50 Jahre später sagte mein Frauenarzt zu mir, er halte das Prämenstruelle Syndrom für eine Einbildung. Nun, solche Aussagen sollten Sie getrost als Aufforderung verstehen, den Arzt zu wechseln, denn sie zeigen, dass er keine Vorstellung von der weiblichen Psyche hat, geschweige denn, dass er die biochemischen Vorgänge versteht, die im Laufe des Monats im Körper einer Frau ablaufen.

Sicher: In der Regel sind Depressionen und körperliche Beschwerden vor „den Tagen" meist nicht so schwerwiegend, dass Sie sich gleich das Leben nehmen möchten. Wäre dies der Fall, gäbe es keine Überbevölkerung auf unserem Planeten. Aber etwas mehr Verständnis und vor allem Tipps, was Sie gegen diese unangenehmen Gefühle tun können, sollten Sie von Ihrem Frauenarzt schon erwarten dürfen. Denn inzwischen weiß man, was Neurotransmitter sind, und dass sich der Hormonabfall vor den Tagen auf sie auswirkt.

*„Wie Sie sich vor Ihren Tagen
wieder besser fühlen,
erfahren Sie in diesem Buch."*

Davon abgesehen trifft es manche Frauen stärker als andere, denn wir Menschen sind zum Glück sehr unterschiedlich. Das ist ähnlich wie bei den Wechseljahren. Die Schauspielerin und Ärztin Dr. med. Marianne Koch formuliert das so: „Wie die Wechseljahre erlebt werden, hängt im Übrigen sehr stark davon ab, in welcher seelischen Verfassung und in welcher sozialen Situation sich eine Frau dabei befindet. Man kann das vielleicht mit der Wirkung des Föhns, des warmen Bergwinds, vergleichen, der über die Alpen streicht: Traurige macht er noch trauriger, Heitere stimmt er euphorisch, Einsame lässt er verzweifeln, und Menschen, die sich geliebt fühlen, die im positiven Sinne gelöst und mit ihrem Leben zufrieden sind, spüren ihn kaum." Dasselbe gilt in vielen Fällen für das PMS.

„Heute ist gesichert: PMS ist keine Einbildung."

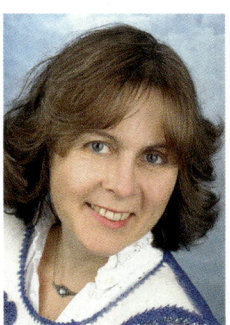

Tatsache ist: Manche Frauen spüren das PMS wirklich kaum oder sogar gar nicht und andere sind fix und fertig. Was Sie tun können, wenn Sie betroffen sind, und wie Sie sich vor Ihren Tagen wieder besser fühlen, das erfahren Sie in diesem Buch.

In diesem Sinne wünsche ich Ihnen eine schöne Zeit, trotz der monatlichen Beschwerden!

Ihre
Dr. Andrea Flemmer

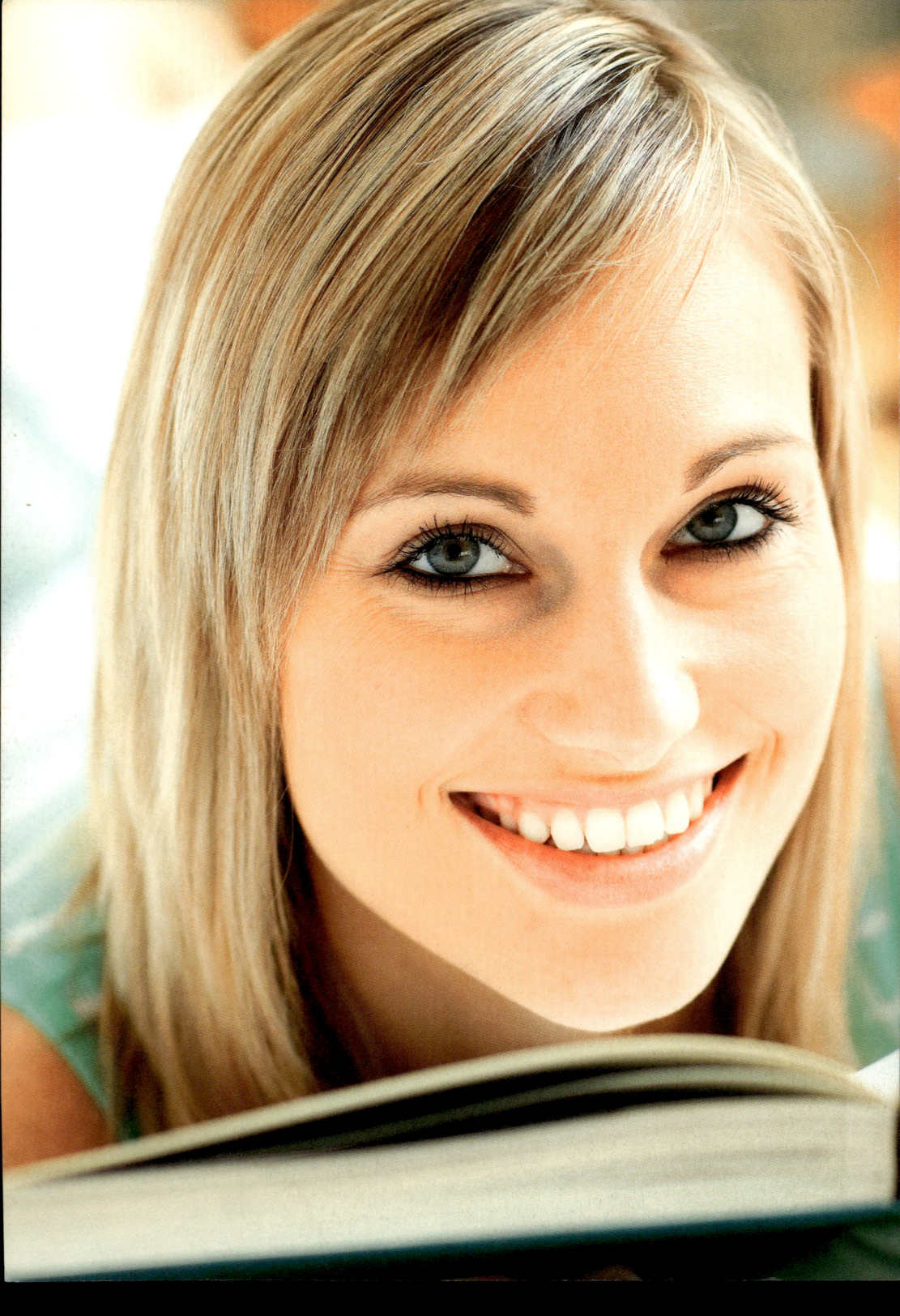

PMS – WAS SIE WISSEN MÜSSEN

Wenn Sie am Prämenstruellen Syndrom (PMS) leiden, kennen Sie das: Mit schöner Regelmäßigkeit treten in den Tagen vor den Tagen seelische und körperliche Beschwerden auf, die einen erheblichen Leidensdruck erzeugen.

Doch obwohl PMS längst eine anerkannte Krankheit ist, werden betroffene Frauen noch immer häufig als empfindlich oder wehleidig abgestempelt. Lassen Sie sich davon nicht beirren: Nehmen Sie Ihre Symptome ernst. Doch was genau verbirgt sich eigentlich hinter diesen drei Buchstaben? Das erkläre ich Ihnen in diesem Kapitel.

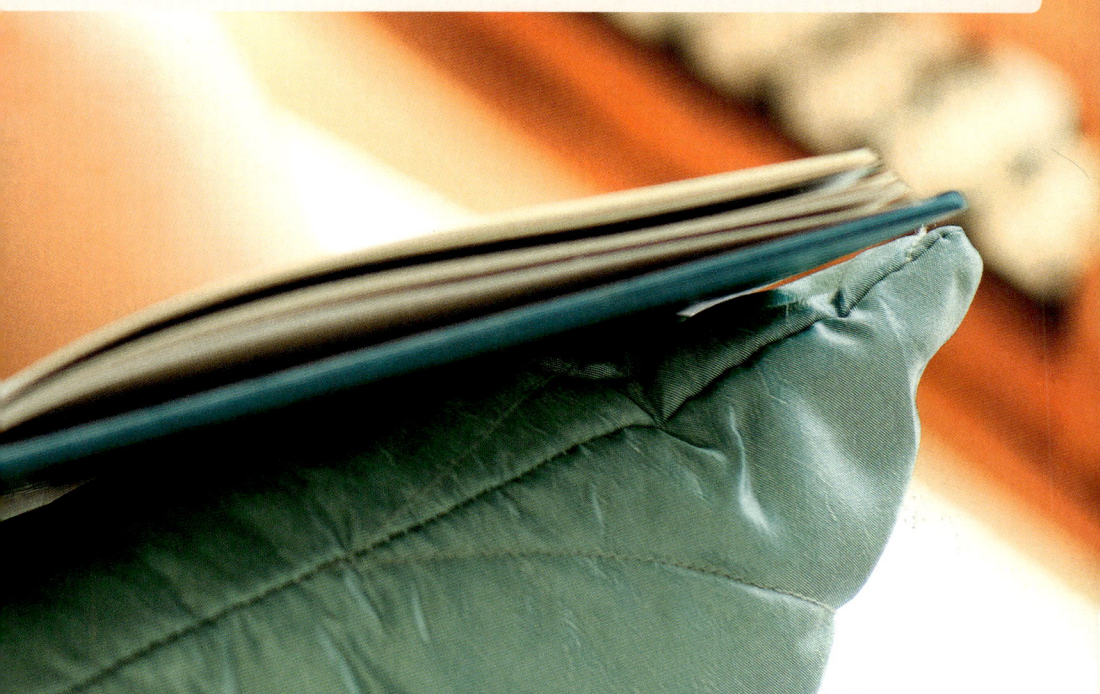

Ganz schön komplex: der weibliche Zyklus

Um zu verstehen, warum Sie vor der Menstruation unter Beschwerden leiden, ist es hilfreich, über die komplizierten Vorgänge während des Monatszyklus etwas besser Bescheid zu wissen.

Der Zyklus der Frau wird von Hormonen gesteuert. Die übergeordneten Schaltstationen dafür liegen im Gehirn. Zu Beginn des Zyklus schüttet der Hypothalamus im Zwischenhirn ein Freisetzungshormon aus, das Gonadotropin-Releasing-Hormon (GnRH). Das GnRH gelangt dann zur Hirnanhangsdrüse (Hypophyse) und gibt dort den Startschuss zur Bildung zweier Steuerhormone: FSH (follikelstimulierendes Hormon) und LH (luteinisierendes Hormon). Diese beiden Hormone wiederum werden mit dem Blut in eine dritte Schaltzentrale transportiert: die Eierstöcke.

!

Das Wort „Hormon" kommt aus dem Griechischen hormaein und bedeutet antreiben, erregen.

Was geschieht auf körperlicher Ebene?

Erste Zyklushälfte

Im Eierstock stimuliert das FSH den Reifungsprozess eines Eibläschens (Follikel). Im flüssigkeitsgefüllten Hohlraum des reifen Follikels (Graaf-Follikel) befindet sich die Eizelle. Zusammen regen FSH und LH die Produktion des weiblichen Geschlechtshormons Östrogen im Follikel an. Dieses bewirkt ein starkes Wachstum der Gebärmutterschleimhaut, damit sich dort ein befruchtetes Ei einnisten kann.

!

Östradiol, Östron und Östriol sind die wichtigsten Östrogene.

Ist der Follikel groß genug, löst ein kurzfristiger steiler Anstieg des LH in der Zyklusmitte den Eisprung aus. Der Rest des geplatzten Follikels lagert unter dem Einfluss von LH einen gelben Farbstoff ein, und heißt nun Gelbkörper (Corpus luteum). Im Gelbkörper wird das Gelbkörperhormon Progesteron gebildet, das ebenfalls auf den Aufbau der Gebärmutterschleimhaut wirkt. Zusätzlich verändert es den Schleim im Gebärmutterhals.

Zweite Zyklushälfte

Sobald eine ausreichende Konzentration an Östrogen und Progesteron erreicht ist, hemmen die beiden Hormone den Hypothalamus, und der Regelkreis wird unterbrochen. Tritt innerhalb der zehn bis zwölf Tage nach dem Eisprung keine Schwangerschaft ein, wird der Gelbkörper abgebaut. Die Bildung von FSH und LH wird reduziert und der Östrogen- und Progesteronspiegel fällt abrupt ab. Unterschreitet er einen gewissen Wert, wird die Gebärmutterschleimhaut zurückgebildet und schließlich während der Menstruation abgestoßen. Dann beginnt der Zyklus von vorne. Wurde das Ei befruchtet, wächst der Gelbkörper noch eine Zeit lang weiter und produziert das für die Schwangerschaft wichtige Progesteron.

> **!**
>
> In der ersten Zyklushälfte dominiert das Östrogen, in der zweiten das Progesteron.

Die Geschlechts-organe der Frau

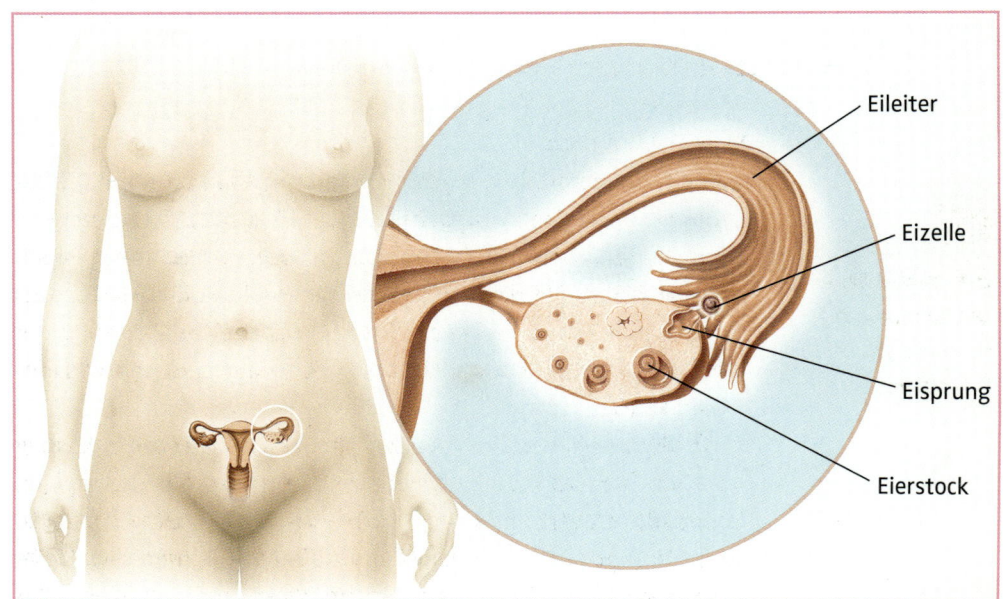

Eileiter

Eizelle

Eisprung

Eierstock

Wie wirkt sich das auf die Psyche aus?

Die Geschlechtshormone beeinflussen nicht nur die körperlichen Vorgänge, sondern auch das seelische Gleichgewicht. Umgekehrt kann aber auch die Psyche das hormonelle System beeinflussen.

Während der ersten drei Wochen des Zyklus fühlen sich die meisten Frauen besonders wohl, zufrieden und energiegeladen. Das liegt an der Dominanz des Östrogens, das die Stimmung anheben kann. Die ganze Lebenseinstellung ist positiv und auch die Lust auf Sex nimmt in diesem Zeitraum stetig zu. Die Psyche unterstützt den Körper also genau dann, wenn alles für die Empfängnis eines Kindes vorbereitet ist.

Ungefähr 21 Tage nach der Periode sinkt der Östrogenspiegel dann aber abrupt ab. Der Körper kommt sozusagen auf Östrogenentzug und die typischen Beschwerden des Prämenstruellen Syndroms treten auf, in der Regel vier bis zehn Tage vor der Menstruation. Mit dem Einsetzen der Periode klingen sie wieder ab.

Was ist das Prämenstruelle Syndrom?

!

Etwa zwei Drittel aller Frauen leiden mehr oder weniger ausgeprägt unter den Symptomen.

Spötter setzen die Abkürzung PMS mit „permanent maulig sein" gleich. Ganz so einfach ist es aber weiß Gott nicht. Das Syndrom wurde schon im antiken Griechenland entdeckt, wurde aber erst in den 1930er-Jahren als medizinisches Phänomen behandelt und 20 Jahre später als PMS bekannt.

PMS tritt vor allem bei Frauen über 35 Jahren auf. Prof. Dr. Ingrid Gerhard vom Netzwerk Frauengesundheit weist jedoch ergänzend darauf hin, dass das Syndrom generell in den Phasen der hormonellen Umstellungen, also auch in der Pubertät oder im Zusammenhang mit den Wechseljahren, auftritt. Sie meint: „Besonders leiden Frauen, die unter großem Stress stehen, die sich ungesund ernähren und wenig für sich selber tun."

Ein ganzer Strauß von Symptomen

Das „Syndrom" im Namen weist schon darauf hin, dass eine Vielzahl unterschiedlicher, teilweise diffuser Symptome auftreten, die aber trotzdem zusammenhängen und vermutlich auf einen gemeinsamen Auslöser zurückzuführen sind. Die Biologin Christine Throl beschreibt einige Symptome des PMS für die Zeitschrift „Ökotest" so: „Nah am Wasser gebaut, zu Wutausbrüchen neigend, aufgeschwemmt, mit Spannungsgefühlen im Busen und von Heißhungerattacken geplagt." Sie kommt zu dem Schluss, dass so die meisten Frauen vor ihren Tagen empfinden.

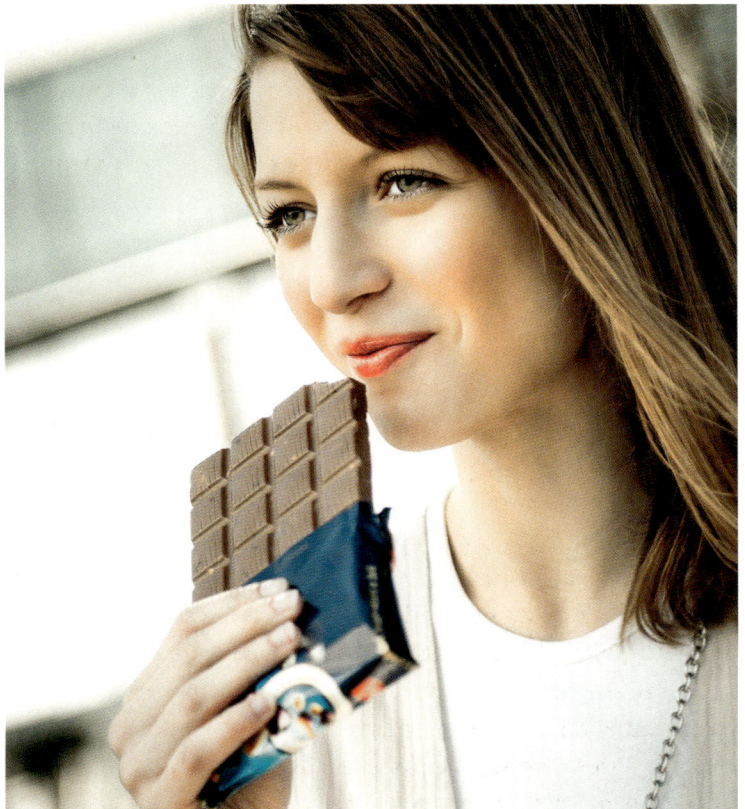

Heißhungerattacken gehören zu den vielen unterschiedlichen PMS-Symptomen.

Man lese und staune: 150 bis 200 verschiedene Symptome bringt man mit PMS in Verbindung! Zu den wichtigsten gehören:

Körperliche Symptome

- Gewichtszunahme durch Wasseransammlungen im Gewebe
- Hautveränderungen
- Müdigkeit, Abgeschlagenheit, Erschöpfung
- Übelkeit und Kreislaufbeschwerden
- Völlegefühl, Durchfall
- Krämpfe im Unterbauch
- Kopf- und Rückenschmerzen, Migräne
- Heißhunger oder Appetitlosigkeit
- Schmerzhafte Spannungen, Schwellungen oder Empfindlichkeit gegenüber Berührung der Brüste (Mastodynie)
- erhöhte Sensibilität auf Reize (Licht, Berührung, Lärm, Geruch, Arbeitsdruck)
- Ohnmacht
- Schmerzen beim Geschlechtsverkehr
- Schleimhautreizungen ähnlich Erkältungssymptomen
- Aktivierung von latenten Entzündungsherden im Körper

Seelische Symptome

- Stimmungsschwankungen
- Antriebslosigkeit
- Hyperaktivität, Ruhelosigkeit
- Depressive Verstimmungen
- Depressionen oder manische Phasen
- Angstzustände und Reizbarkeit
- Aggressivität
- grundloses Weinen oder Lachen
- vermindertes Selbstwertgefühl

Trotz dieses Riesen-Symptomkatalogs wird PMS immer noch nicht vollständig akzeptiert. Betroffene gelten einfach als zickig oder schlimmer: als Drückeberger. Sie selbst wissen am besten, dass das nicht stimmt und leiden wie viele andere Frauen unter den ernsthaften Beeinträchtigung Ihres Lebens. PMS ist zwar nicht gefährlich, aber lästig. Die Symptome sind auch nicht immer gleich und können in verschiedenen Zyklen variieren.

In der Zeitschrift „Ökotest" beschreibt die Redakteurin Andrea S. (35 Jahre alt) PMS treffend so: „Etwa sechs bis acht Tage vor der nächsten Regel wache ich bereits mit einer Stinkwut auf – grundlos. Wenn mein Freund in dieser Zeit die Kaffeetasse verkehrt in die Spülmaschine stellt, überlege ich ernsthaft, ihn sofort zu verlassen. Alles ist grau, langweilig, ungerecht." Oft befällt die Frauen eine unerklärliche Traurigkeit.

> **!**
>
> Sind Sie schlecht drauf, sehen alles grau in grau? Dann schauen Sie in den Kalender: Gut möglich, dass Ihre Tage im Anmarsch sind!

An welchem PMS-Typ leiden Sie?

Je nach vorherrschendem Symptom unterscheidet man vier grundsätzliche PMS-Typen, für die unterschiedliche hormonelle Ursachen diskutiert werden:

> **!**
>
> Die vier PMS-Typen haben unterschiedliche hormonelle Ursachen. Zu welchem Typ passen Ihre Beschwerden?

PMS-Typ D (von engl. depression): Die Hauptsymptome sind depressive Verstimmungen, Vergesslichkeit, Schlaflosigkeit und Verwirrtheit. Als mögliche Ursachen vermutet man zu viel Progesteron (siehe Seite 15) sowie erniedrigte Serotonin- und Dopaminspiegel (siehe Seite 15).

PMS-Typ A (von engl. anxiety = Angst, Reizbarkeit, Unruhe, Sorge): Die Hauptsymptome sind ebenfalls depressive Verstimmungen und Vergesslichkeit, aber auch Stimmungsschwankungen. Hier vermutet man einen zu hohen Östrogenspiegel nach dem Eisprung.

PMS-Typ C (von engl. craving = Gelüste): Hier sind die Hauptsymptome Heißhungerattacken, Appetitzunahme, Kopfschmerzen, Schwindel und Herzjagen. Als mögliche Ursache sieht man eine verstärkte Insulinwirkung in der zweiten Zyklushälfte und eine Neigung zu Unterzuckerung.

PMS-Typ H   (von engl. hyperhydration = Wasserüberschuss): Bei diesem Typ leiden Frauen vor allem unter Wassereinlagerung, Gewichtszunahme, Ödemen und Spannungsschmerzen in der Brust (Mastodynie). Vermutet wird eine Veränderung der sogenannten Renin-Angiotensin-Aldosteron-Achse – dieses Regelsystem hält Blutdruck und Blutvolumen unter Einfluss von Progesteron konstant – oder aber ein Missbrauch von Abführmitteln.

Wann ist es PMS – und wann nicht?
Ähnliche Beschwerden wie beim PMS können mit Beginn der Wechseljahre oder bei Erkrankungen der Schilddrüse vorkommen. Typischerweise überwiegen beim PMS jedoch die psychischen Symptome und die Probleme treten immer nur in der zweiten Hälfte des Zyklus auf. Sind die „normalen" PMS-Symptome stärker als sonst oder kommen neue, ungewohnte Schmerzen hinzu, gehen Sie besser zur Frauenärztin bzw. zum Frauenarzt. Damit können Sie ausschließen, dass eine Verspannung der Beckenbodenmuskulatur (Ligamentose) oder eine Endometriose vorliegt. Bei Letzterer wachsen Gebärmutterschleimhautzellen außerhalb der Gebärmutter.

Frauen mit PMS-Typ-H-Symptomatik leiden vor allem unter Wassereinlagerungen und damit verbundener Gewichtszunahme.

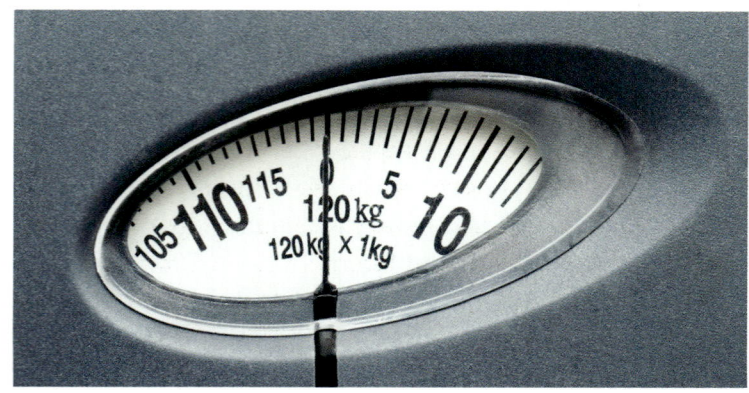

Hauptschuldige: die Hormone

Es ist bekannt, dass die Beschwerden des PMS mit hormonellen Vorgängen im weiblichen Zyklus zusammenhängen, aber wie genau, das weiß man noch nicht. Als gesichert gilt heute, dass ein Ungleichgewicht der Geschlechtshormone Östrogen und Progesteron für die Symptome verantwortlich ist, umso mehr, wenn psychische oder psychosoziale Probleme hinzukommen.

Die Probleme können sogar bei Frauen auftreten, deren Gebärmutter entfernt wurde – Voraussetzung ist dann allerdings, dass die Eierstöcke funktionstüchtig sind und noch ein hormoneller Zyklus abläuft. Sobald jedoch die Wechseljahre einsetzen, verschwinden die PMS-Beschwerden. Unterdrückt man den Menstruationszyklus künstlich vollständig, treten in der Regel auch keine PMS-Symptome mehr auf.

Auswirkungen auf den Serotoninspiegel

Forschungen ergaben, dass die hormonellen Veränderungen, wie schwankende Östrogen- oder Progesteronspiegel oder auch Ungleichgewichte in der Menge weiblicher (Östrogene) und männlicher Hormone (Androgene), auch den Neurotransmitterhaushalt (siehe Lexikon) im Gehirn beeinflussen. Es kommt zu einem Mangel an den Botenstoffen Noradrenalin, Dopamin und Serotonin, häufig kombiniert mit einem Mangel an hemmenden Neurotransmittern wie GABA (siehe Lexikon). Denn kurz vor der Menstruation sinken nicht nur die beiden Hormonspiegel ab, sondern der Serotoninspiegel und körpereigene Endorphine nehmen ebenfalls sehr stark ab. Auch dies könnte zumindest das schwerer ausgeprägte PMS mit Reizbarkeit und Depression verursachen, denn schließlich sorgt Serotonin im Gehirn für positive Stimmungen und Gefühle (siehe Seite 31). Fehlt dieser Neurotransmitter, verfallen wir in düstere Stimmungen bis hin – im Extremfall – zur Depression. Dieser Zusammenhang zwischen

> **!**
>
> PMS wird durch ein Ungleichgewicht der Geschlechtshormone Östrogen und Progesteron verursacht.

dem weiblichen Hormonhaushalt und dem Rückgang des Serotoninspiegels im Gehirn erklärt die miese Stimmung, unter der viele Frauen beim PMS leiden.

Das Absinken des Serotoninspiegels erklärt übrigens auch die verstärkte Lust auf Schokolade. Ganz automatisch und ohne von dem Neurotransmitter zu wissen, versuchen betroffene Frauen damit die Konzentration an Serotonin zu erhöhen, um sich wieder besser zu fühlen.

!

Heißhunger auf Schokolade in der letzten Zykluswoche ist eine natürliche Reaktion auf einen Serotoninabfall.

Ein anderer Ansatz

Während man in der Medizin lange Zeit davon ausging, dass der Östrogenabfall in der zweiten Zyklushälfte zu den PMS-Symptomen führt, vertrat der US-amerikanische Hormonspezialist Dr. John R. Lee 1996 die Ansicht, dass im Gegenteil ein Zuviel (im Verhältnis zum Progesteron) dafür verantwortlich ist. Übernimmt nämlich nach 21 Tagen das Progesteron die Steuerung des weiblichen Zyklus nicht in ausreichendem Maße, entsteht ein Hormonungleichgewicht, bei dem das Östrogen überwiegt.

Dr. Lee erklärte sich das Geschehen folgendermaßen: PMS wird durch Zyklen ohne Eisprung ausgelöst. Solche Zyklen kommen bei Frauen zwischen 30 und 40 Jahren gelegentlich vor, eventuell auch schon bei jüngeren. Sie können regelmäßig oder unregelmäßig auftreten. Findet kein Eisprung statt, entsteht kein Gelbkörper und somit auch kein Progesteron. Die Folge davon ist, dass das Östrogen in diesem Monat keinen Gegenspieler hat – mit all den bekannten unangenehmen Nebenwirkungen des PMS. Nähert die Frau sich dem Wechsel, wird viel weniger Progesteron produziert als erwartet, während immer noch die normale Menge an Östrogen gebildet wird. Leider ist das noch nicht alles: Dies fördert auch die Entstehung von Osteoporose. Den Grund dafür sah Dr. Lee darin, dass Progesteron die Knochenneubildung anregt.

Weitere Verdächtige: Stress und Schlafmangel

Hinzu kommt noch ein weiteres Problem: Stress. Permanente Überlastung kann nämlich Zyklen ohne Eisprung auslösen. Die bekannte Folge ist nach Meinung von Dr. Lee der Progesteronmangel, der die sogenannten Nebennierenkortikosteroide stört, mit denen der Körper normalerweise auf Stress reagiert. Dadurch werden die Auswirkungen von Stress noch verstärkt, wodurch die Frau wieder anfällig wird für eisprungfreie Zyklen: ein perfekter Teufelskreis. Nicht umsonst tritt das PMS häufig in industrialisierten Gesellschaften auf. Neben Stress kann auch zu wenig Schlaf die Symptome von PMS verschlimmern.

> **!**
>
> Dauerstress kann Zyklen ohne Eisprung auslösen und in einen Teufelskreis münden.

Welche Medikamente gibt es gegen PMS?

In diesem Buch möchte ich Ihnen vor allem die vielfältigen und bewährten Möglichkeiten vorstellen, mit denen sich PMS-Beschwerden auf sanfte, natürliche Weise lindern lassen (siehe Seite 29). Aber natürlich gibt es auch Medikamente, die das Syndrom positiv beeinflussen sollen. Im Wesentlichen sind dies Hormone, die der Verschreibungspflicht unterliegen.

> **!**
>
> Hormone können die Beschwerden verbessern. Aber bedenken Sie, dass Hormone immer einen starken Eingriff in den Körper darstellen.

Antibabypille

Möglicherweise kann eine leichte Antibabypille gegen PMS helfen. Sprechen Sie mit Ihrem Frauenarzt darüber, ob er sie Ihnen verschreibt. Wenn die Behandlung erfolgreich ist, muss das nicht bedeuten, dass Sie die Pille über viele Jahre nehmen müssen. Nach einer ausreichend langen Behandlungszeit (mindestens sechs bis neun Monate) können Sie versuchen, das Mittel langsam abzusetzen.

Natürliches Progesteron bei starkem PMS

Leiden Sie unter starken Beschwerden beim PMS, können Sie eine Therapie mit sogenanntem natürlichen Progesteron in Erwägung ziehen. PMS kann oft erfolgreich damit behandelt werden, wenn ein hormonelles Ungleichgewicht zwischen Östrogen und Progesteron im Körper vorliegt. Wie wichtig Progesteron für unser Wohlbefinden ist, haben Sie bereits erfahren.

Das – eigentlich weibliche – Hormon Progesteron kommt auch bei Männern vor, denn es ist ein Vorläufer von Testosteron, einem Hormon, das vor allem im Hoden zu finden ist. In der Phase vor und während den Wechseljahren sind die Werte der Frauen so niedrig wie die der Männer. Die täglich produzierte Menge ist unterschiedlich, die folgenden Angaben stellen daher nur Mittelwerte dar.

Progesteronproduktion pro Tag
- Frauen vor den Wechseljahren:
  – vor dem Eisprung 5–10 mg
  – nach dem Eisprung 20–50 mg
- Frauen nach den Wechseljahren: 10 mg
- Männer: 5–15 mg

Den Progesteronspiegel kann man über Blut- und Speicheltests bestimmen. Dabei soll der Speicheltest am zuverlässigsten sein – vorausgesetzt, er wird sorgfältig durchgeführt.

Die Rezeptoren für das Progesteron sind auf den Zellen vieler Körpergewebe – Gebärmutter und Gebärmutterhals, Scheide, Hirn sowie der Myelinschicht (siehe Lexikon) der peripheren Nerven und Knochen – zu finden. Dies erklärt, warum das Hormon viele Körperfunktionen und -systeme beeinflussen kann. Dazu gehören zum Beispiel Körpertemperatur, Stressreaktionen, Immunsystem, Energieproduktion und Fettstoffwechsel. Auch andere Hormone beeinflusst es und wirkt eher regulierend.

Herstellung von natürlichem Progesteron und Darreichungsformen

Natürliches Progesteron unterscheidet sich von künstlich veränderten Hormonen, wie es z. B. in der Pille vorkommt (Gestagen). Es wird aus sogenannten Saponinen hergestellt, am häufigsten aus Diosgenin, das in der wilden mexikanischen Jamswurzel (siehe Seite 74) zu finden ist, aber auch in anderen Pflanzen wie roter Kartoffel, Soja, Ginseng oder Mistel. Durch mehrstufige Umwandlungsprozesse entsteht aus diesen Substanzen Progesteron.

Alle Progesteronpräparate sind in Deutschland verschreibungspflichtig. Falls Sie eine Einnahme in Erwägung ziehen, sprechen Sie mit Ihrem Frauenarzt darüber. In der Regel wird Ihr Arzt aber nur dann eine Progesterontherapie empfehlen, wenn Sie kurz vor den Wechseljahren stehen und/oder an einem starken PMS leiden.

> **!**
>
> Sämtliche Progesteronpräparate bekommen Sie in Deutschland nur auf Rezept.

Tabletten und Zäpfchen   Sie benötigen eine relativ hohe Dosierung des Hormons, wenn Sie es in Tablettenform einnehmen, denn so gelangt es zuerst in den Darm, dann in den Stoffwechsel inklusive Leber und wird zum erheblichen Teil ausgeschieden. Somit geht mindestens 80 Prozent der Wirkung verloren. Bei Tabletten klagen manche Frauen zudem über Völlegefühl und Magen-Darm-Beschwerden. Zäpfchen können zu hoch dosiert sein und deshalb ebenfalls zu Nebenwirkungen führen.

Creme   Besonders bewährt hat sich daher die Anwendung über die Haut. Das natürliche Progesteron dringt über die Haut zuerst ins Fettgewebe ein, wo es dann langsam über das Blut abgegeben wird. So lässt es sich auch am besten dosieren.

Tropfen   In Form von Tropfen wirkt Progesteron schneller als in der Creme, da die Schleimhäute Wirkstoffe schneller und effizienter aufnehmen als die Haut.

Wie Sie die Creme richtig anwenden

Möchten Sie das Hormon als Creme anwenden, so sollten Sie sie möglichst großflächig auf relativ dünne Haut auftragen, am besten also auf die Innenseite der Oberschenkel, das Gesicht, den Hals und den Bauch. Hand- und Fußinnenflächen eignen sich ebenfalls gut.

Die Creme sollte zweimal täglich abwechselnd auf verschiedene Stellen aufgetragen und gut einmassiert werden. Anschließend die Hände möglichst eine Stunde nicht waschen, um eine optimale Aufnahme des Hormons sicherzustellen. Üblicherweise genügen 2 g der 3-prozentigen Progesteroncreme. Dies entspricht bei einer Tube je nach Öffnung einem 4 bis 6 cm langen Cremestrang, mithin 60 mg Progesteron pro Anwendung. Die richtige Dosis Progesteron ist die, die wirkt – manche Ärzte empfehlen auch eine 10-prozentige Konzentration des Hormons. Bei PMS muss die Dosis entsprechend hoch sein, um der Wirkung des Östrogens, das bisher keinen Gegenspieler hatte, zu begegnen. Das bedeutet: Die Dosis wird im Endeffekt vorwiegend durch Ausprobieren bestimmt. Da natürliches Progesteron in seiner Anwendung unbedenklich ist, ist der Spielraum entsprechend groß.

> **!**
>
> Natürliches Progesteron hat kaum Nebenwirkungen und ist deshalb unbedenklich.

> **Wichtiger Hinweis**
> Die Ausführungen zur Progesterontherapie ersetzen keine gynäkologische Empfehlung und Beratung – ohnehin ist Progesteron verschreibungspflichtig. Führen Sie eine Progesterontherapie nur unter ärztlicher Aufsicht durch. Aber machen Sie sich darauf gefasst, dass nicht alle Ärzte die Therapie unterstützen.

In seltenen Fällen können sich bei Therapiebeginn die PMS-Symptome kurzfristig verstärken. Wenn Sie das Präparat nicht vorschriftsmäßig oder zu lange anwenden, kann dies eine Störung des Menstruationszyklus zur Folge haben. Daher sollten Sie die Progesteron-Creme entsprechend dem üblichen Zyklus auftragen.

Zwischen dem 18. und 26. Zyklustag bildet der Gelbkörper etwa 20 mg Progesteron pro Tag. Entsprechend empfiehlt es sich, zwischen dem 12. und 26. Zyklustag täglich 25 g Creme aufzutragen, um den Hormonhaushalt an den natürlichen Spiegel anzupassen. Sie können auch schon am 10. Tag mit dem Auftragen der Creme beginnen. Als ersten Tag rechnen Sie den Tag des Beginns der Regelblutung. Je nachdem, ob die Symptome damit zu bessern sind, ist mehr oder weniger Creme erforderlich. Da Progesteron offensichtlich kaum zu Nebenwirkungen führt, kann die Dosis problemlos bis zum Doppelten erhöht werden.

Wenn Sie die Verwendung der Creme am 26. Zyklustag beenden, so setzt gewöhnlich die normale Periode innerhalb von 48 Stunden ein. Sollte sie nicht einsetzen, warten Sie nach dem 28. Tag zehn bis zwölf Tage ab und beginnen dann erneut mit dem Auftragen der Creme. Tritt die Blutung während der Auftragungszeit ein, sollten Sie die Anwendung im 28-Tage-Zyklus beibehalten. Innerhalb von drei Monaten wird sich erfahrungsgemäß das zyklische Geschehen normalisieren.

> **!**
>
> Es dauert zwei bis drei Monate, bis der maximale Nutzen erreicht ist.

Wählen Sie das Naturprodukt

Natürliches Progesteron wird von den pharmazeutischen Firmen in verschiedene Gestagene verwandelt, die so in der Natur nicht vorkommen und deshalb patentiert werden können. Dies verspricht einen hohen Profit. Natürliches Progesteron seinerseits wird aus der Jamswurzel (siehe Seite 74) hergestellt, die man rezeptfrei erwerben kann. Sie ist unbedenklicher und wirksamer als Gestagene und dazu noch relativ kostengünstig.

Wirkt natürliches Progesteron wirklich gegen PMS?

Dr. Lee konnte feststellen, dass sich durch die Einnahme von natürlichem Progesteron bei der Mehrheit seiner Patientinnen der ganze Symptomenkomplex des PMS erheblich gebessert hatte. Sogar die Wassereinlagerung und die damit zusammenhängende Gewichtszunahme verschwanden. Der Grund: Wenn die Progesteronkonzentration zu gering ist, wirkt sich dies auf die Regelzentren des Hypothalamus aus. Dadurch ergibt sich eine erhöhte Konzentration von FSH und LH mit den entsprechenden Folgen, sprich dem PMS. Durch den Ausgleich des Progesteronmangels lässt sich laut Dr. Lee der normale Status wiederherstellen.

Allerdings muss man ergänzen, dass die von Dr. Lee behaupteten positiven Ergebnisse in der Wissenschaft durchaus nicht unumstritten sind.

Von den zahlreichen Symptomen des Prämenstruellen Syndroms gehen allerdings einige definitiv nicht auf einen Progesteronmangel zurück. So muss ausgeschlossen werden, dass etwas mit der Schilddrüse nicht in Ordnung ist, da ihre Fehlfunktion ebenfalls Kopfweh, Müdigkeit, eine Beeinträchtigung der Libido usw. hervorrufen kann.

Sanfte Hilfe gegen leichte PMS-Beschwerden: Früchte- oder Kräutertee.

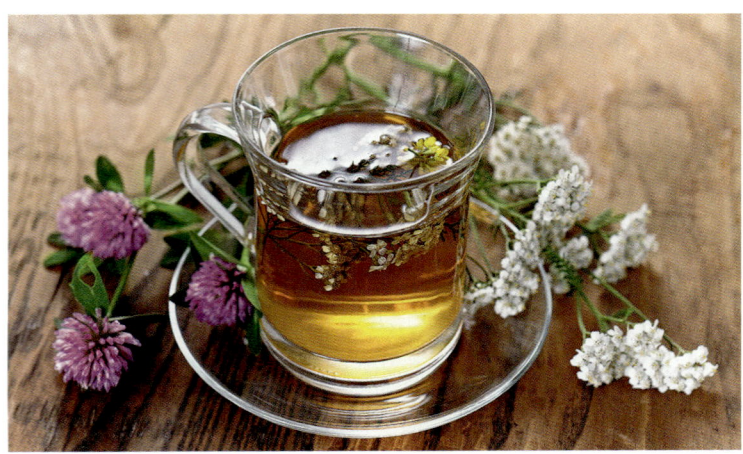

Auch eine sogenannte Reaktive Hypoglykämie, das heißt Unterzuckerung, verursacht bei Frauen oft PMS-ähnliche Symptome. Hier ist jedoch bereits durch eine Ernährungsumstellung Besserung zu erwarten. Man darf nicht vergessen, dass Östrogen die Voraussetzungen für Blutzuckerschwankungen schafft, während Progesteron die Blutzuckerkontrolle verbessert. Generell muss man genauer nachsehen und überprüfen, was einem fehlt, wenn eine Behandlung mit Progesteron keine Erleichterung bringt.

!

Auch Probleme mit der Schilddrüse und Unterzuckerung können PMS-ähnliche Symptome auslösen.

Sanfte Maßnahmen gegen leichtere Beschwerden

Bei leichteren Beschwerden besteht in der Regel keine Veranlassung für eine Progesterontherapie. Hier hilft möglicherweise schon ein Cocktail aus gesunden Lebensmitteln, einer gesunden Lebensweise und Entspannung (siehe Kap. „PMS sanft und natürlich behandeln").

- Eine ausreichende Vitamin- und Mineralstoffzufuhr: Achten Sie vor allem auf Vitamin B_6, Kalzium und Vitamin D (siehe Seite 56 u. 60).
- Fettarme Kost mit vielen komplexen Kohlenhydraten: Weichen Sie bei Lust auf Zucker auf natürliche Alternativen wie Stevia oder Thaumatin aus. Ersetzen Sie zuckerhaltige Getränke durch Wasser, Früchte- und Kräutertees sowie eventuell Fruchtsaftschorlen.
- Salzzufuhr reduzieren (höchstens 6 g am Tag = 1 gestrichener Teelöffel): Salzhaltige Speisen begünstigen Wassereinlagerungen. Ersetzen Sie einen Teil durch Gewürze. Ganz weglassen ist jedoch auch nicht zu empfehlen.
- Weniger Koffein: Trinken Sie stattdessen häufiger koffeinfreien Kaffee.
- Verzicht auf Alkohol: Er ist ein Vitamin-B-Räuber und kann das PMS verschlimmern.
- Regelmäßiger Ausdauersport: Nordic Walking, Schwimmen und Langlaufen sind ideal (siehe Seite 134).
- Entspannungstechniken (siehe Seite 129).
- Massagen (siehe Seite 133).
- Lichttherapie (siehe Seite 109).

Weitere PMS-Formen

Die Prämenstruelle Dysphorische Störung (PMDS)

!

Dysphorisch ist das Gegenteil von euphorisch und bedeutet „gereizt, angespannt".

Fällt das PMS schlimmer aus und beeinträchtigt mehrere Bereiche des Lebens, so liegt eine Prämenstruelle Dysphorische Störung (PMDS) vor. Sie stellt eine extreme Ausprägung des PMS dar und muss medizinisch behandelt werden. Hier sind die Beschwerden so stark, dass die betroffenen Frauen – im Gegensatz zum PMS – in Alltag und Berufsleben nicht mehr einsatzfähig sind.

Etwa fünf Prozent der Frauen haben in den Tagen vor den Tagen so starke Beschwerden, dass sie sich krankschreiben lassen müssen. Leider wird die PMDS in vielen Fällen trotzdem nicht erkannt und somit zu wenig therapiert. Insbesondere wenn die Störung von Depressionen begleitet ist, sollten Sie jedoch unbedingt einen Arzt aufsuchen. Er oder sie kann dann z. B. eine milde Antibabypille verordnen, die den Zyklus unterdrückt – diese Maßnahme ist jedoch nicht für jede Frau geeignet.

Woran erkennt man eine PMDS?

!

Treffen alle vier Punkte auf Sie zu, sollten Sie unbedingt einen Frauenarzt aufsuchen.

Für die Diagnose sind gemäß Prof. Dr. med. Anke Rohde von der Universitätsfrauenklinik in Bonn folgende wissenschaftliche Kriterien erforderlich:

- Während der meisten Menstruationszyklen des vergangenen Jahres bestanden mindestens fünf der geschilderten PMS-Symptome. Über die meiste Zeit litt die Patientin während der letzten Woche vor Beginn der Menstruation daran, wobei die Symptome innerhalb weniger Tage zurückgingen.
- Es besteht eine deutliche Beeinflussung beruflicher Leistungen und sozialer bzw. familiärer Beziehungen (z. B. durch Konflikte als Folge der Reizbarkeit).
- Die Symptome sind nicht nur Ausdruck anderer Probleme, z. B. einer depressiven oder Angststörung.

- Die Störung wird durch eine tägliche Selbstbeobachtung über mindestens zwei Zyklen bestätigt.

Wichtig für die Diagnose ist vor allem die Messung der verschiedenen Hormonspiegel während eines Zyklus, um festzustellen, ob ein Ungleichgewicht vorliegt. Andere Krankheitsbilder müssen ausgeschlossen werden; dazu gehören die Endometriose, Wechseljahre, eine Fehlfunktion von Schilddrüse oder Nieren sowie seelische Erkrankungen.

Damit das Krankheitsbild deutlich wird, empfiehlt es sich, ein Zyklustagebuch zu führen. Darin halten Sie die Symptome und ihre Dauer genau fest. Da die Beschwerden zwischen zwei und zehn Tagen dauern können, ist es wichtig, genau einzugrenzen, über welchen Zeitraum welche Probleme mit welcher Ausprä-

Ein Zyklustagebuch ist aufwendig, hat sich aber in der Praxis bewährt.

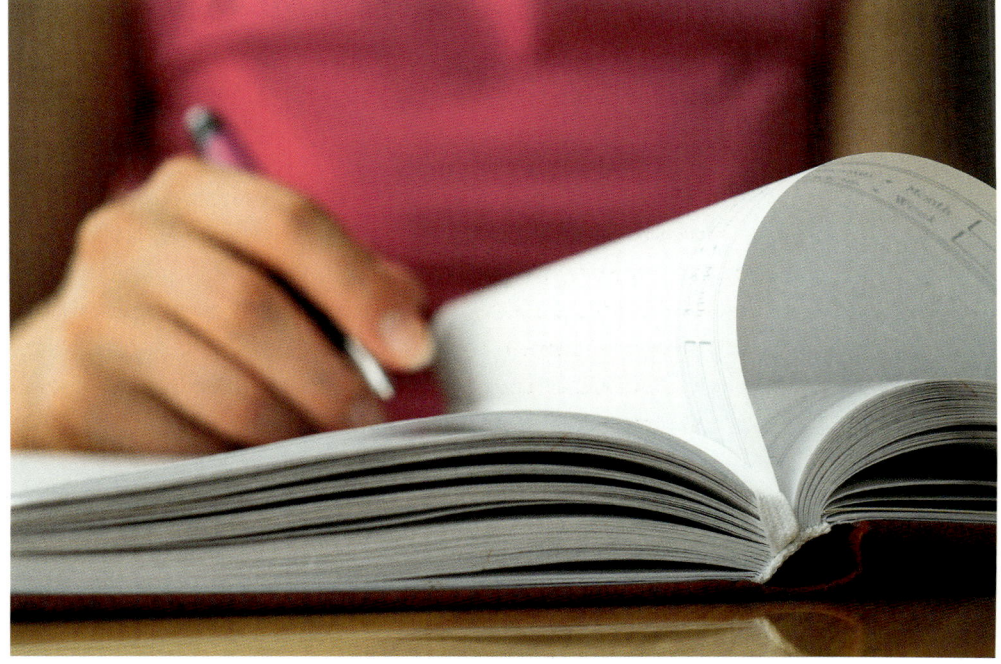

gung auftreten. Basierend auf diesen Erkenntnissen und je nach Schwere der Beschwerden lässt sich so ein möglicher Therapieansatz finden. Beginnen sollten Sie mit dem ersten Tag der Monatsblutung. Aufwendig ist das natürlich schon ein wenig: Das Tagebuch sollte über mehrere Monate täglich geführt werden. Dennoch ist dieser PMS-Kalender zu empfehlen, denn er erleichtert dem behandelnden Arzt die Diagnose. Folgende Informationen sollten darin enthalten sein:

- Tage der Menstruationsblutung
- körperliches und seelisches Befinden
- Ernährung
- Besonderheiten (Stress, Belastungen, Schlaf, Aktivitäten, Partnerschaft)

Sie werden sehen: Die Mühe lohnt sich, denn dieser PMS-Kalender verschafft nicht nur einen Überblick über den Zyklus und die Beschwerden, sondern er hilft Ihnen auch, ein gutes Körpergefühl zu entwickeln. Sie können auch noch weiter gehen: Um genaue Zyklusdaten zu bekommen, können Sie täglich Ihre Basaltemperatur (die Temperatur direkt beim Aufwachen) messen. Dies kann mit einem simplen Fieberthermometer geschehen oder mithilfe eines sogenannten symptothermalen Zykluscomputers (zu finden z. B. im Internet), der die Daten erfasst und mit dessen Hilfe Sie eine Zykluskurve am PC ausdrücken können. Gemeinsam mit dem Zyklustagebuch ergibt sich so ein relativ genaues Bild des Beschwerdeverlaufs und die hormonellen Zusammenhänge, die dazu führen, lassen sich eingrenzen.

!

In der Zeit vor dem Wechsel können die PMS-Symptome schlimmer werden.

Die Prämenopause

Während der Prämenopause, also der Zeit vor dem Wechsel, erzeugen die Eierstöcke immer weniger Hormone. Etwa zwei Jahre vor der Menopause haben Frauen in der Regel keinen Eisprung mehr. Die Menstruation wird unregelmäßig, tritt entweder nur noch ab und zu auf oder dauert kürzer als gewohnt – dies deutet darauf hin, dass weniger, aber immer noch Östrogen gebildet wird. Gleichzeitig kann es zum Abfall des Progesteronspiegels kommen, der wiederum auch zu einer Verstärkung des PMS führen kann. Schließlich fallen Östrogen und Progesteron auf ein solch niedriges Niveau, dass der Aufbau der Gebärmutterschleimhaut und damit auch die Regelblutung ausbleiben. Die Progesteronproduktion hört im Unterschied zur Östrogenbildung ganz auf; hier kann die Zufuhr von natürlichem Progesteron (siehe Seite 18) so manches Problem – inklusive ein verstärkt auftretendes PMS – mildern oder ganz stoppen. Der PMS-Spezialist Dr. med. Michael Platt geht sogar so weit zu behaupten, dass durch die Zufuhr von Progesteron manche östrogenbedingte Krebsart erst gar nicht entsteht. Der Arzt führt die Entstehung von Gebärmuttermyomen und zystischen Veränderungen in den Brustdrüsen auf Progesteronmangel und eine Östrogendominanz zurück.

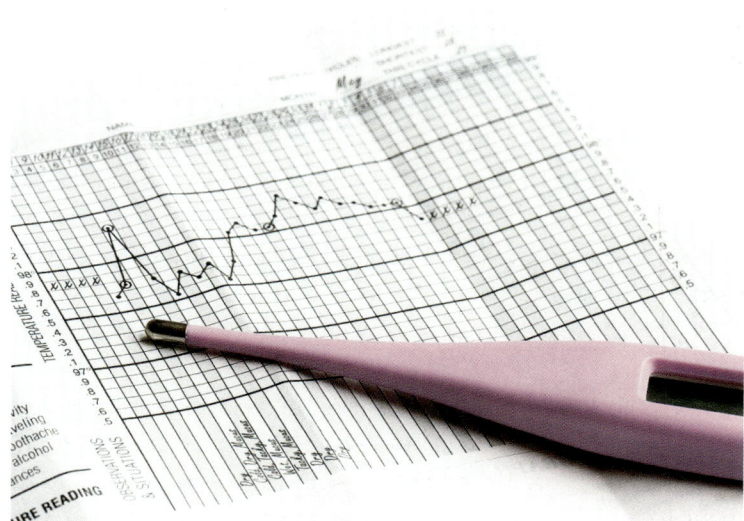

Die Zykluskurve lässt sich durch morgendliches Messen Ihrer Basaltemperatur ermitteln.

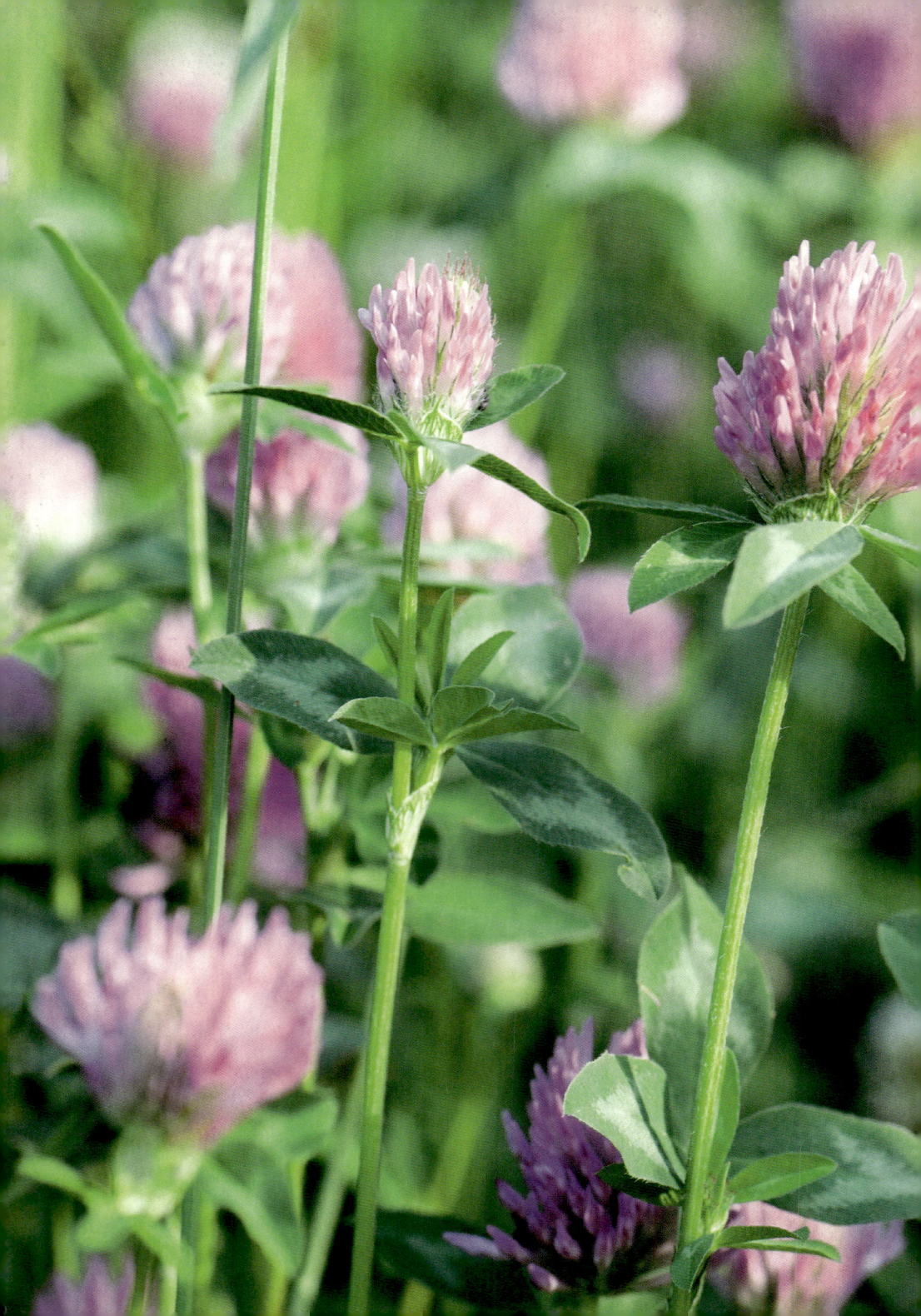

PMS SANFT UND NATÜRLICH BEHANDELN

Sind Sie es leid, dass Sie alle vier Wochen unausgeglichen und schlecht gelaunt sind, empfindliche Brüste oder Kopfschmerzen haben? Dann wird es Zeit, diesen Beschwerden zu Leibe zu rücken. Dazu müssen Sie nicht gleich die chemische Keule schwingen: Auch Heilpflanzen und natürliche Arzneimittel haben, gepaart mit Änderungen von Lebensstil und Ernährung, erstaunliche Wirkungen. Tun Sie sich etwas Gutes – wie, das verrate ich Ihnen hier.

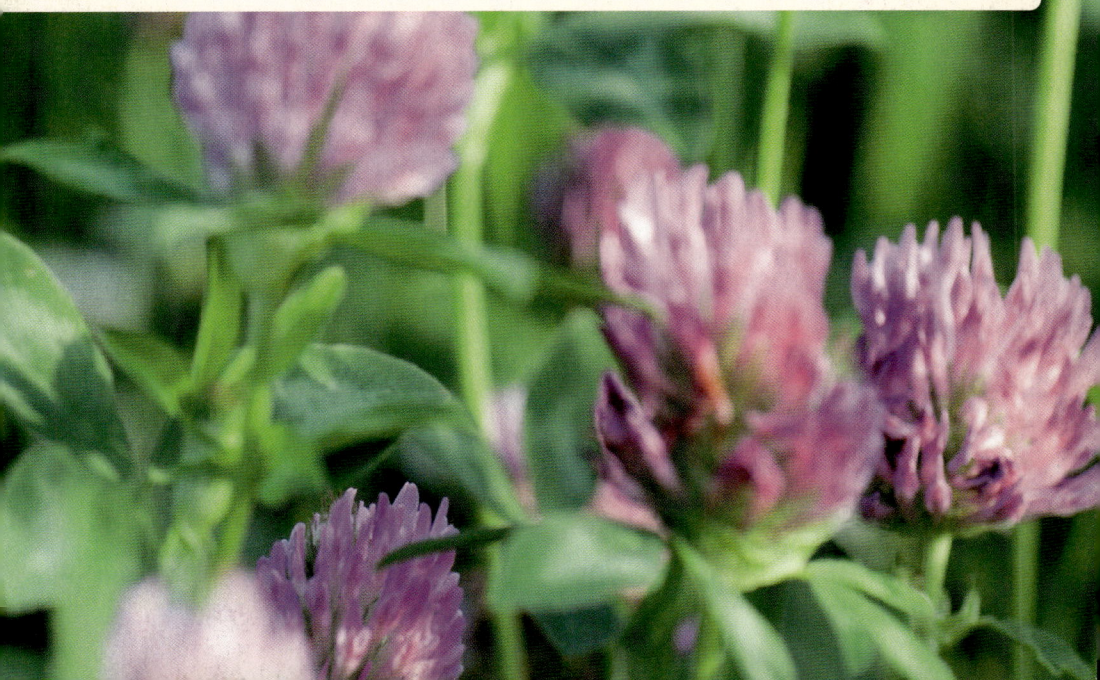

Da die Ursachen und Auslöser des Prämenstruellen Syndroms noch nicht abschließend geklärt sind, gibt es leider auch noch kein Allheilmittel dagegen – aber zahlreiche Möglichkeiten, um die Beschwerden zu lindern. Alle sinnvollen und in ihrer Wirksamkeit belegten habe ich für Sie in diesem Kapitel zusammengetragen. Ich bin sicher: Auch für Sie ist ein Kraut gewachsen, das Ihnen das Leben mit PMS leichter macht.

Mit Mood-Food gegen das Stimmungstief und andere PMS-Symptome

Wir alle kennen Phasen der inneren Erschöpfung oder Verzagtheit. Auslöser können viele Ereignisse sein, sei es Ärger mit dem Partner, berufliche Misserfolge oder eine andere Enttäuschung. Oder eben auch PMS. Die gute Nachricht: Solche Stimmungstiefs können Sie – sofern sie nicht krankheitsbedingt sind – mit richtiger Ernährung vermeiden und vielleicht sogar überwinden. Denn es ist bekannt, dass sich unsere Ernährung auf unser seelisches Befinden, unsere Stimmungen und Gefühle auswirkt. Das Zauberwort heißt Mood-Food – Essen, das gute Laune macht.

Eines muss hier jedoch deutlich gesagt werden: Eine ausgewachsene Depression bekommen Sie allein mit der richtigen Ernährung nicht in den Griff. Medikamente gegen Depressionen kann dieses Essen nicht ersetzen, da die Wirkung der Nährstoffe nicht stark genug und die Konzentrationen in der Regel nicht hoch genug sind, um eine richtige Depression zu heilen. Gegen depressive Verstimmungen hingegen lässt sich mit der richtigen Kost einiges ausrichten.

!

Zur Behandlung einer richtigen Depression braucht es mehr als eine gesunde Ernährung.

Volkskrankheit Depression

Das Wort „Depression" kommt vom lateinischen deprimere, was so viel bedeutet wie „herunterdrücken, unterdrücken". Eine Depression ist eine Gemütserkrankung, bei der die Stimmung aus dem Gleichgewicht geraten ist. Man fühlt sich niedergeschlagen, lustlos, bedrückt, resigniert, tieftraurig, antriebslos und innerlich leer. Hinzu kommen Ängste, Appetitlosigkeit, Konzentrationsprobleme und Schlafstörungen. Viele Betroffene denken sogar an Selbstmord. Auslöser können z. B. der Verlust des Arbeitsplatzes, die Trauer um einen geliebten Menschen, chronische Überlastung, aber auch Krankheiten und Hormonstörungen sein. Als eine wesentliche Ursache sieht man heute ein gestörtes Gleichgewicht von Neurotransmittern wie Serotonin oder Noradrenalin im Gehirn an. Deshalb muss eine Depression ärztlich behandelt werden. Man darf sie nicht mit einem vorübergehenden Stimmungstief verwechseln.

Botenstoffe: kleine Glücksbringer

Essen ist viel mehr als nur die Aufnahme von Nahrung. Man weiß seit Langem, dass die Inhaltsstoffe der Nahrung auf unsere Gehirnfunktionen Einfluss haben. Unser Gehirn funktioniert, indem es aus der Nahrung (aus Glukose, Taubenzucker) Energie gewinnt und aus den Aminosäuren (Eiweißbausteinen) Botenstoffe wie Serotonin oder Norepinephrine herstellt. Diese Botenstoffe oder Neurotransmitter steuern unser Denken, Gedächtnis, unsere Sprache, Aufnahmefähigkeit, Stimmung und vieles mehr. Ihnen haben wir es zu verdanken, dass sich die „Rädchen" im Kopf wie geölt drehen.

Die Funktion der Nervenleitung erklärt Prof. Dr. Ulrich Hegerl vom Universitätsklinikum Leipzig so: „Die einzelnen Nervenzellen, die unseren Körper durchziehen und aus denen unser Gehirn besteht, tauschen untereinander Informationen aus. Dabei können diese Informationen als Sinneseindrücke registriert wer-

!

Neurotransmitter heißt übersetzt Nervenbotenstoff. Wichtige Botenstoffe sind Serotonin, Noradrenalin, Dopamin und Endorphine.

!

Nervenzellen geben ihre Impulse blitzschnell weiter.

den, zum Beispiel als Anblick eines Bildes oder als das Hören von Musik. Es kann sich aber auch um Gefühle oder Gedanken handeln. Die Weitergabe solcher Informationen zwischen einzelnen Zellen des Gehirns findet durch die Ausschüttung von Botenstoffen statt, den sogenannten Neurotransmittern."

„Feuert" eine Nervenzelle, ist sie also aktiv, wird ein elektrischer Impuls entlang der Nervenfaser bis zu den Nervenendigungen und Kontaktstellen mit anderen Nervenzellen, den Synapsen, transportiert. Zwischen den Nervenendigungen und der folgenden Nervenzelle befindet sich ein Spalt, den ein elektrischer Impuls nicht überspringen kann. Diesen Spalt muss der Impuls jedoch überwinden – und das können nur chemische Botenstoffe. Die Neurotransmitter lagern sich an bestimmten Andockstellen, den Rezeptoren der nachfolgenden Nervenzelle, an und lösen über diese bei der nächsten Nervenzelle wieder einen elektrischen Impuls oder andere Veränderungen aus. Das Ganze dauert weit weniger als eine Sekunde. So geben die Botenstoffe die Aktivität blitzschnell weiter, und der Impuls kommt an seinen Bestimmungsort an. Ist diese Reaktionskaskade dagegen gestört, kommt es beispielsweise zu einer Depression.

Ohne Neurotransmitter ist keine Kommunikation zwischen den Nervenzellen im Gehirn möglich. Deshalb liegen sie jedem Gefühl, jeder Stimmung, jedem Verhalten, allem Denken, jeder Entscheidung, jeder Erinnerung, jeder Bewegung und allem Tun und Lassen zugrunde. Alles, was in unserer Denkzentrale abläuft, hängt von ihnen ab.

Etwa 60 Neurotransmitter sind bislang bekannt, vermutlich gibt es sogar noch mehr. Die Fähigkeit spezialisierter Gehirnzellen, bestimmte Neurotransmitter zu produzieren, hängt jedoch auch von der Verfügbarkeit ihrer Vorstufen ab. Hier kommen Eiweißbausteine, die Aminosäuren, ins Spiel, denn aus ihnen werden die Botenstoffe überwiegend aufgebaut. Die Aminosäuren erhält der Körper über die Nahrung, ebenso wie Fettsäuren, Kohlenhydrate, Vitamine oder Mineralstoffe, die für deren Produktion benötigt werden. Das bedeutet: Durch unsere Ernährung können wir die Bildung entsprechender Neurotransmitter zum Teil beeinflussen – und damit auch unsere Stimmung.

Schlüsselsubstanz Serotonin – Glücksgefühle inklusive

Der wichtigste erregende Neurotransmitter im zentralen Nervensystem, der die Stimmung positiv beeinflusst, ist das Serotonin, das aus der Aminosäure Tryptophan gebildet wird. Dieser körpereigene Botenstoff wird auch „Glückshormon" genannt. Hat das Gehirn genug davon, vermittelt es uns Entspannung, Gelassenheit und Harmonie. Es dämpft eine ganze Reihe negativer Gemütszustände wie Aggressivität, Angst, Kummer, Sorgen und Depression. Es ist sozusagen der Wellness-Botenstoff schlechthin, weil wir dank ihm ruhig und gelassen am Leben teilnehmen können. Serotonin sagt uns z. B., wann wir satt und zufrieden sind oder dass das sprichwörtliche Glas Wasser halb voll und nicht halb leer ist. Auch Drogen wie „Ecstasy" oder LSD und sonstige Glückspillen aktivieren übrigens diesen Neurotransmitter.

!

Dank dieses körpereigenen „Glückshormons" nehmen wir das Glas als halb voll und nicht halb leer wahr.

Zuallererst dämpft Serotonin die Angst. Ein Serotoninmangel wurde bei verschiedenen Angststörungen, bei leichter und mittelschwerer Depression, Migräne, zwanghafter Wiederholungsstörung, Aggressivität, häufig wiederkehrenden schwarzen Gedanken über den eigenen Tod und sogar bei Selbstmorden nachgewiesen. Nimmt die Serotoninkonzentration ab, neigen wir zu trüben Gedanken.

Steigt hingegen der Serotoninspiegel, dann steigt auch unsere Stimmung. Ein stabiler Serotoninspiegel im Gehirn sorgt für eine positive Stimmung. Doch der Nervenbotenstoff macht nicht nur glücklich, er beeinflusst den gesamten Körper. Er soll sogar gewichtsreduzierend wirken, indem er den Appetit bremst. Auch den Schlaf-Wach-Rhythmus, die Schmerzwahrnehmung, den

Kreislauf insgesamt, die Steuerung bestimmter Hormone und die Körpertemperatur beeinflusst er. Frauen reagieren auf Serotoninschwankungen empfindlicher als Männer. Man vermutet, dass Stimmungsänderungen während des Menstruationszyklus und der Wechseljahre durch hormonelle Veränderungen bedingt sind, die die Serotoninproduktion beeinflussen.

Serotoninhaltige Lebensmittel essen und schon bekommt man gute Laune? Leider ist es nicht ganz so einfach: Es handelt sich insgesamt um einen vielschichtigen und komplizierten Prozess, den man gut verstehen muss, um ihn für sich nutzen zu können.

Serotonin benötigt Tryptophan

Serotonin kann man nicht einfach essen – die Substanz könnte die sogenannte Blut-Hirn-Schranke nicht überbrücken. Diese Schranke schützt unsere empfindliche Denkzentrale. Sie sitzt in den Wänden der Adern im Gehirn und lässt nur bestimmte Stoffe durch. Kohlenhydrate wie Traubenzucker und Eiweiß können nur mithilfe von Transporthelfern, den sogenannten Carriern, in das Gehirn gelangen. Dagegen werden fettlösliche Stoffe fast ungehindert durchgelassen.

Das in Nahrungsmitteln enthaltene Serotonin, das man natürlicherweise in Ananas oder Bananen findet, bringt somit nichts für die Stimmung, denn es gelangt gar nicht an den eigentlichen Wirkungsort. Der Glücksbote muss also erst im Gehirn gebildet werden, damit er gute Laune erzeugen kann. Dafür benötigt die Substanz eine Vorstufe, den Eiweißbaustein Tryptophan, der sozusagen das „Grundgerüst" für den Glücksstoff darstellt. Man findet diese Aminosäure in unterschiedlichen Mengen in unseren Nahrungsmitteln (siehe nachfolgende Tabelle). Sie muss daraus jedoch erst einmal herausgelöst werden und über die Blut-Hirn-Schranke ins Gehirn gelangen. Außerdem sind an der Entstehung von Serotonin auch noch Magnesium und die

> **!**
>
> Es wäre auch zu schön: Serotonin kann man leider nicht einfach essen.

Vitamine B_3 und B_6 beteiligt. Ein Mangel an diesen Nährstoffen kann somit eine reduzierte Serotoninmenge bedeuten.

Sie könnten nun meinen, Sie bräuchten nur vermehrt eiweißreiche Lebensmittel mit hohem Tryptophangehalt zu essen und dann abzuwarten, bis Sie glücklich und zufrieden sind. Leider reicht das aber nicht aus. Der Glücksbaustein konkurriert nämlich mit anderen Eiweißbausteinen, die die Glückswirkung nicht auslösen und ebenso durch die Blut-Hirn-Schranke wollen, um die Aufnahme ins Gehirn. Damit Tryptophan dies schafft, ist es wichtig, dass das entsprechende Lebensmittel sehr viel Tryptophan und wenig andere Aminosäuren (Valin, Leucin, Isoleucin, Phenylalanin und Tyrosin) enthält.

Tryptophanreiche Lebensmittel

PORTION (je 100 g)	TRYPTOPHANGEHALT (mg/100 g)
Kichererbsen	160
Mandeln, Wal-, Paranüsse	170
Getreide	180
Haselnüsse	200
Gartenbohnen	230
Fisch/Fleisch	250
Steinpilze	260
Thunfisch	300
Erdnüsse	320
Weizenkeime	330
Brie, Camembert	350
Shrimps	350
Edamer	400
Cashewnüsse	450
Sojabohnen	450
Emmentaler	460

!

Besonders viel Tryptophan enthalten Mischpollen mit 1300 mg in 100 g.

In der folgenden Tabelle ist das Verhältnis zwischen der enthaltenen Menge Tryptophan und anderen Aminosäuren bei ausgesuchten Lebensmitteln aufgeführt, denen eine positive Wirkung auf die Stimmung nachgesagt wird, wie z. B. Bananen und Schokolade. Je größer der Tryptophananteil im Verhältnis zum Anteil anderer Aminosäuren, umso besser. Man sieht hier etwa, dass durch Zugabe von wenig Milch in Milchschokolade der Tryptophananteil abnimmt und der Anteil anderer Eiweißbausteine zunimmt. Somit ist Bitterschokolade für eine gute Stimmung wesentlich besser.

Gehalt von Eiweiß und Aminosäuren (AS) in „glücksbringenden" Lebensmitteln

LEBENS-MITTEL	EIWEISS (in Energie-%)	TYROSIN (in mg/100 g)	SUMME ANDERER AS (in g/100 g)	TRYPTOPHAN (in mg/100 g)	VERHÄLTNIS TRYPTOPHAN-MENGE UND ANDERE AS
Getrocknete Datteln	3	30	267	50	1 : 5
Reife Bananen	5	20	235	18	1 : 13
Bitter-schokolade	5	55	1130	50	1 : 18
Getrocknete Feigen	6	150	635	30	1 : 21
Milch-schokolade	7	300	3165	70	1 : 45

Eiweiß: Weniger ist mehr

Für unser Denken, unsere Kreativität, Konzentration, gute Laune und Gefühle brauchen wir Eiweiß, genauer: die kleinen Eiweißbausteine namens Aminosäuren. Vor allem die essenziellen Aminosäuren, die der Körper nicht selbst produzieren kann. Das heißt, diese Eiweißbausteine müssen über das Essen zugeführt werden. Fehlt ein Baustein, kann der Körper die anderen nicht verwerten, um beispielsweise Zellen zu reparieren, das Immunsystem aufzubauen, Hormone, Muskeln oder gute Laune herzustellen.

Als man untersuchte, inwiefern sich der Eiweißgehalt der Nahrung auf die Stimmung auswirkt, fand man in 30 Studien, dass die zugeführte Kalorienmenge durch Eiweiß mindestens 2 Prozent sein muss, um eine sichtbare Erhöhung der Serotoninkonzentration zu erreichen bzw. in glückliche Stimmung zu geraten. Steigt jedoch der Eiweißgehalt auf 20 Prozent und mehr an, so konkurrieren andere Aminosäuren, die mit Tryptophan denselben Carrier benutzen, so erfolgreich um die Aufnahme ins Gehirn, dass weniger dorthin gelangt, als wenn der Anteil nur 2 Prozent beträgt.

Eiweißgehalt einiger Lebensmittel
Nur Eiklar enthält 100 % Eiweiß, in den üblichen Nahrungsmitteln liegt der Gehalt deutlich niedriger: Obst enthält etwa 1 %, Gemüse 1 bis 4 %, Milch etwa 3 %, Getreide 7 bis 13 %, Fisch ungefähr 15 bis 20 %, Fleisch durchschnittlich 20 %, Hülsenfrüchte wie Soja zwischen 20 und 25 % und Emmentaler etwa 30 %.

Getrocknete Datteln, Bananen und Bitterschokolade enthalten ausreichend Tryptophan und insgesamt wenig Eiweiß, so dass diese Lebensmittel am ehesten die Stimmung steigern können bzw. glücklich machen – sofern sie in größeren Mengen gegessen werden. Problematisch dabei ist jedoch ihr hoher Kaloriengehalt.

Dennoch lässt sich der Tryptophanspiegel heben, indem man längere Zeit nach der letzten Mahlzeit eine geringe Menge eiweißreicher Kost verzehrt.

!

Getrocknete Datteln, Bananen und Bitterschokolade machen in großen Mengen glücklich – wenn da das Hüftgold nicht wäre!

Zucker, bitte!

Heißt das, Sie sollen jetzt nicht nur auf gesundes, kalorienarmes Essen achten, sondern auch noch auf wenig Eiweiß, wenn Sie glücklich sein wollen? Nein. So komplex unser Stoffwechsel einerseits ist, so einfach macht er es uns andererseits, denn Zucker sorgt für die Aufnahme von Tryptophan! Gelangt Zucker in den Blutkreislauf, dann scheidet die Bauchspeicheldrüse Insulin aus. Dieses Hormon sorgt üblicherweise dafür, dass Zucker, Eiweißbausteine und auch Fett in die Körperzellen aufgenommen werden. Der einfache Traubenzucker wirkt dabei allerdings nur kurze Zeit, besser funktionieren hier die sogenannten komplexen Kohlenhydrate, die man in Früchten, Pasta, Kartoffeln, Reis und Vollkornprodukten findet. Ihr Zucker ist in Form von Kohlenhydraten gebunden und wird langsam freigesetzt. Auf diese Weise entsteht immer wieder eine geringe Menge Traubenzucker im Blut, die dafür sorgt, dass laufend Insulin ausgeschüttet wird und die erwähnten Nährstoffe in die Zellen aufgenommen werden. Das heißt: Das durch die Nahrung zugeführte tryptophanhaltige Eiweiß und die Kohlenhydrate bewirken, dass Insulin ausgeschüttet wird, und dieses sorgt dafür, dass die Nährstoffe in die Zellen aufgenommen werden. Tryptophan wird an das Eiweiß Albumin gebunden und steht dann sozusagen an der Schwelle des Gehirns und bittet um Einlass. Damit es jedoch ins Gehirn gelangt, ist Insulin erforderlich. Dieses Hormon wird aber nur bei Zuckerzufuhr ausgeschüttet. Dies erklärt die Wirkung von Schokolade: Das enthaltene Tryptophan wird durch den ebenfalls enthaltenen Zucker in Serotonin umgewandelt. Die Folge ist gute Laune!

> **!**
> Zucker sorgt für die Aufnahme von Tryptophan – und damit gute Laune!

Die Gute-Laune-Diät

Es ist also tatsächlich möglich, dass Sie durch die richtige Ernährung Ihre Stimmung heben und damit Ihre PMS-Beschwerden abmildern – und im Grunde einfach:

Die Gute-Laune-Diät – das Wichtigste in Kürze
Eine gesunde, abwechslungsreiche, vitamin- und mineralstoffreiche, mediterrane Vollwerternährung mit Fisch, Kohlenhydraten, wenig Fett und Eiweiß ist der beste Garant für eine dauerhaft gute Stimmung! Vor allem eins ist wichtig: die Serotoninkonzentration im Gehirn zu erhöhen. Dies erreicht man am besten durch die Erhöhung der Verfügbarkeit von Tryptophan, der Vorstufe des „Glückshormons". Voraussetzung dafür ist eine kohlenhydratbetonte und gleichzeitig eiweißarme Ernährung.

Die „Gute-Laune-Diät" wurde in mehreren Studien an verschiedenen Personengruppen getestet. Man stellte fest, dass bei einigen Bevölkerungsgruppen sogar die Selbstmordraten zurückgehen, wenn der Verzehr von Kohlenhydraten im Verhältnis zum Eiweiß steigt. Wissenschaftler testeten diese Glücksdiät auch gegen das Prämenstruelle Syndrom. Bei den meisten Frauen bessert sich die Gefühlslage durch eine entsprechende Lebensmittelauswahl. Einen Nachteil möchte ich allerdings nicht verschweigen: Eine eiweißarme Ernährung regt offenbar den Appetit stärker an – mit der Folge einer möglichen Gewichtszunahme. Verständlich, dass dies der guten Laune einen Dämpfer versetzt.

!

Die „Gute-Laune-Diät" hilft auch bei PMS.

Bei der Zubereitung der Gerichte ist in erster Linie das Mengenverhältnis der beschriebenen Zutaten für die gute Laune interessant. Der niederländische Psychologe Rob Markus von der Universität Maastricht untersuchte, ob man bei stressempfindlichen und -unempfindlichen Menschen diesen Effekt der Ernährung bemerkt. Sie erhielten zum einen eine Kost mit 66 Prozent Kohlenhydraten und 4 Prozent Eiweiß, zum anderen Speisen mit einem Anteil von 41 Prozent Kohlenhydraten und 27 Prozent Eiweiß. Bei den Stressunempfindlichen konnte man keinen Effekt bemerken, dagegen verbesserte die kohlenhydratreichere Mahlzeit bei den Stressempfindlichen die Gemütslage deutlich.

Derartige Snacks sind zum Beispiel Obst oder Trockenobst. Zusätzlich sind diese gesund und – wenn es sich um Frischobst handelt – auch kalorienarm und betont kohlenhydratreich.

Die kohlenhydratreichen und zugleich eiweißarmen Nudeln haben denselben Effekt. Spaghetti mit Tomatensauce sind somit ein geeignetes Abendessen, um den Tag entspannt ausklingen zu lassen. Ebenso wirkt warme Milch mit Honig. Die Kohlenhydrate des Honigs bewirken die Insulinausscheidung, dadurch wird das Tryptophan der Milch aus dem Blut ins Gehirn aufgenommen. Dort entsteht dann Serotonin mit seiner schlaffördernden, entspannenden und glücksbringenden Wirkung. Über diesen Mechanismus erklärt man sich auch das bei Serotoninmangel typische Verlangen nach Kohlenhydraten, insbesondere nach Zucker in Süßigkeiten.

!

Was wir schon lange ahnten: Pasta macht glücklich.

Weitere Nervenbotenstoffe und ihre Vorstufen

Auch andere Neurotransmitter bzw. deren Bausteine haben außer Serotonin Einfluss auf unsere Laune:

Tyrosin hält wach und munter Tyrosin ist wie Tryptophan eine Aminosäure. Dieser Eiweißbaustein unterscheidet sich im Stoffwechselweg erheblich von Tryptophan: Er benötigt zur Aufnahme ins Gehirn nicht die Vermittlung von Insulin, sondern wird direkt aufgenommen. Aus Tyrosin werden im Nebennierenmark die Botenstoffe Dopamin, Noradrenalin und Adrenalin gebildet und bei Bedarf direkt an das Blut abgegeben. Diese steuern den Schlaf-wach-Rhythmus und das Abrufen von Informationen.

Tyrosin ist ein „Wachmacher". Es ist für die Anregung und Regulierung der Gehirnaktivität von großer Bedeutung und Ausgangsstoff für verschiedene Neurotransmitter, die die Stimmung beeinflussen. Auch soll es selbst für gute Laune sorgen.

Tyrosinreiche Lebensmittel

PORTION (je 100 g)	TYROSINGEHALT (mg/100 g)
Trockeneiweiß	3390
Stockfisch	2140
Trockenvollei	2080
Appenzeller Käse, 20 % Fett i. Tr.	1980
Bierhefe, getrocknet	1760
Parmesan, 3,6 % Fett	1750
Emmentaler, 45 % Fett i. Tr.	1700
Tilsiter, 30 % Fett	1690
Goa-, Manila-, Prinzessbohne, Samen	1660
Trockeneigelb	1600
Gruyère, 45 % Fett i. Tr.	1580
Languste	1520
Tilsiter, 45 % Fett i. Tr.	1510

Tyrosin als Medikament

Tyrosin wird ebenso wie Phenylalanin und Tryptophan als mildes Antidepressivum und gegen Angstzustände eingesetzt bzw. empfohlen. Zur Behandlung schwerer Depressionen ist Tyrosin allein jedoch nicht geeignet. Eingenommen werden sollte es nur unter Aufsicht eines Arztes, da die Dosierung schwierig ist. Überraschend ist, dass Tyrosin tagsüber stimmungsaufhellend wirkt, während es nachts für einen geregelten, ruhigen Schlaf sorgt.

Dopamin motiviert Dopamin kann aus den Aminosäuren Phenylalanin und Tyrosin gebildet werden. Es ist sehr wichtig für Koordination, Motorik, Konzentration, Motivation und geistige Klarheit. Wird Dopamin gebildet, fühlen wir uns einfach gut. Es lenkt unsere Aufmerksamkeit auf alles Angenehme, Erfreuliche

!

Dopamin bewirkt angenehme Gefühle im Belohnungszentrum des Gehirns.

und Vergnügliche und treibt uns voran, motiviert unsere Ziele zu verfolgen. Vereinfacht dargestellt gibt Dopamin die Befehle des Nervensystems an die Muskulatur weiter. Es steht dabei in enger Wechselwirkung mit dem eher dämpfend wirkenden Serotonin und bewirkt angenehme Gefühle im Belohnungszentrum des Gehirns. Gemeinsam mit Serotonin ist Dopamin auch an der Vermittlung des Sättigungsgefühls und der Appetitkontrolle beteiligt.

Gemeinsam mit Norepinephrin produziert Dopamin ein Gefühl der Aufgewecktheit, eine verstärkte Fähigkeit, sich zu konzentrieren, und schnellere Reaktionsgeschwindigkeiten. Prof. Dr. Judith Wurtman, die am Massachusetts Institute of Technology (MIT) forscht, berichtete, dass Menschen, die mehr von den Neurotransmittern Dopamin und Norepinephrin (siehe Seite 31) bilden, nervöser sind als diejenigen, die mehr Serotonin produzieren. Auch ein übertriebenes Empfinden von Glück und Zuversicht führt man auf eine verstärkte Ausschüttung von Dopamin zurück.

Wird krankheitsbedingt zu viel Dopamin gebildet, kommt es zur sogenannten Fatigue, einer krankhaften Erschöpfung und Müdigkeit. Zusätzlich erhöht zu viel Dopamin den sogenannten oxidativen Stress, indem es die Bildung freier Sauerstoffradikale fördert, und schädigt damit auch Nervenzellen.

!

Ein Mangel an Dopamin kann bis hin zur Depression führen.

Ein Dopaminmangel andererseits führt zu Muskelschwäche, Bewegungsstörungen und Tagesmüdigkeit, dann zu Antriebsstörungen, Motivationsverlust, Einbußen in der Denkfähigkeit sowie Depressionen. Auch Symptome wie Libidoverlust und Selbstzweifel kommen hinzu. Anspruchsvolle Denkleistungen werden unmöglich.

Lebensmittel, die helfen können, den Dopaminspiegel zu erhöhen, sind beispielsweise Sojaprodukte, Schalentiere und Geflügel.

Isoleucin ist gut für die Psyche   Schließlich hat noch eine weitere Aminosäure Bedeutung für das Gehirn, auch wenn es sich nicht um eine Vorstufe von Neurotransmittern handelt: Isoleucin. Sie verbessert das Denkvermögen und wirkt sich positiv auf unsere Psyche aus. Bei Personen mit psychischen Erkrankungen fanden Wissenschaftler vermehrt niedrige Isoleucinspiegel. Die Aminosäure ist unter anderem in Fleisch, Thunfisch, Lachs, Weizenkeimen und Nüssen (vor allem Erdnüssen) enthalten.

Neurotransmitter: Noch viele offene Fragen
Wie die Neurotransmitter insgesamt zusammenspielen, ist noch nicht vollständig geklärt. Die Entstehung der guten Laune und der Glücksgefühle ist jedenfalls ein sehr komplexes chemisches Zusammenspiel der verschiedenen Neurotransmitter, wobei man die Rolle von Serotonin offensichtlich am besten verstanden hat.

Endorphine lösen einen Glückszustand aus Endorphin ist eine Wortkombination der beiden Begriffe „endogenes Morphin" und bedeutet: vom Körper selbst produziertes Opioid. Endorphine sind ebenfalls Neurotransmitter, die man jedoch auch als endogene Opioide bezeichnet, da sie auf dieselben Rezeptoren wirken wie eben Opioide, also morphinartige Substanzen. Auch sie wirken schmerzstillend. Sie werden aus Vorläufer-Eiweißstücken gebildet, das heißt, aus größeren Eiweißstücken abgespalten. Die Eiweißverbindungen regeln Empfindungen wie Schmerz und Hunger. Sie stehen in Verbindung mit der Produktion von Sexualhormonen, ebenso soll die Entstehung von Euphorie auf sie zurückgehen. Sie können ebenfalls die Stimmung beeinflussen und Stress verringern. In der Regel wird das Endorphinsystem in Notfallsituationen aktiviert, so lösen etwa Verletzungen die Ausschüttung von Endorphinen aus. Aber auch UV-Licht und positive Erlebnisse wie Küssen haben diese Wirkung.

Ebenso rufen bestimmte körperliche Anstrengungen und Schmerzerfahrungen nachweislich einen Glückszustand hervor.

| ! |

Endorphine sind vom Körper selbst produzierte morphinartige Substanzen.

!

Sonne, Sport und Küsse setzen Endorphine frei.

Bei Sportlern, die zu viel trainieren, spricht man auch vom sogenannten Runner's High. Der genaue Wirkungsmechanismus dieser Neurotransmitter ist noch nicht vollständig geklärt. Man weiß jedoch, dass sie den Stoffwechsel von Dopamin beeinflussen können, indem sie dessen Ausschüttung verstärken.

Über die Nahrung können Sie diese „Glückshomone" nicht zu sich nehmen. Vielmehr werden sie aktiviert, wenn Sie regelmäßig Sport treiben und sich öfter mal was Gutes tun, z. B. schöne Musik hören oder genussvoll speisen.

Komplexe Kohlenhydrate für starke Nerven und Muskeln

Damit unser Gehirn optimal funktionieren kann, ist eine regelmäßige Energiezufuhr wichtig. Die wesentliche Energiequelle des Gehirns ist Glukose, auch Traubenzucker genannt. Wir benötigen davon täglich etwa 120 g, um optimal Informationen verarbeiten zu können, aber auch, damit Tryptophan bevorzugt ins Gehirn aufgenommen und das Glückshormon Serotonin gebildet wird. Doch keine Sorge: Sie müssen jetzt nicht ständig Zucker essen, um dieses Ziel zu erreichen. Komplexe Kohlenhydrate erfüllen diesen Zweck nämlich viel besser.

Einteilung von Zucker

Einfachzucker sind:

- Glukose (Traubenzucker)
- Fruktose (Fruchtzucker)
- Galaktose (Schleimzucker)

Zweifachzucker sind:

- Saccharose (Rohrzucker oder Haushaltszucker aus je einem Molekül Glukose und Fruktose)
- Maltose (Malzzucker)
- Laktose (Milchzucker)

Mehrfach- oder Vielfachzucker sind:

- Maltodextrose oder Stärke (z. B. in Mehl und Kartoffeln)

Isst man Süßigkeiten oder Honig, in denen reichlich Einfachzucker enthalten sind, dann gelangt eine große Menge Glukose sehr schnell in die Blutbahn. Der Blutzuckerspiegel steigt rasch an. Zum Teil gelangen Einfachzucker sogar schon über die Mundschleimhaut in die Blutbahn. Die Bauspeicheldrüse reagiert auf die hohe Zuckermenge und schüttet große Mengen des Hormons Insulin aus. Dadurch wird der Blutzucker sehr schnell „abgebaut", das heißt in die Körperzellen aufgenommen. Das Ergebnis: Kaum oder kein Zucker befindet sich mehr im Blut, eine sogenannte Unterzuckerung und damit Heißhunger, Konzentrationsmangel sowie Müdigkeit sind die Folgen.

! Zucker aus Süßigkeiten lässt den Blutzuckerspiegel rasch ansteigen – und auch wieder absinken.

Die komplexen Kohlenhydrate, also die Mehrfachzucker, die man unter anderem in Vollkornprodukten findet, werden im Gegensatz dazu nur langsam in ihre Bestandteile, die Einfachzucker, abgebaut. Das hat zur Folge, dass der Blutzuckerspiegel nur langsam ansteigt und über längere Zeit konstant bleibt. Und das bedeutet: Unser Gehirn bekommt laufend Energienachschub und das Sättigungsgefühl hält lange an. Tryptophan gelangt aufgrund des ständig vorhandenen Insulins leichter ins Gehirn, sodass fortwährend Serotonin gebildet werden kann und die gute Laune anhält.

! Mehrfachzucker, wie sie im vollen Korn vorkommen, lassen den Blutzuckerspiegel langsam ansteigen.

Traubenzucker, Süßigkeiten, zuckerhaltige Getränke (z. B. Limonade), Weißmehlprodukte, Fertiggerichte und Fast Food verbessern die Laune, wenn überhaupt, dann nur sehr kurzfristig.

Komplexe Kohlenhydrate finden Sie in Vollkorngetreideprodukten, vor allem in Hafer, aber auch in Hartweizenteigwaren al dente gekocht, in Vollkornreis, -nudeln, -brot, in Kartoffeln, Obst und vielen Gemüsesorten. Wenn Sie diese Kohlenhydrate mit Mineralstoffen, Eiweiß und Vitaminen kombinieren – wie dies in vollwertigen Lebensmitteln der Fall ist –, werden Ihr Antrieb und Ihre Motivation gefördert, was über so manches Stimmungstief während des PMS hinweghilft.

Die richtigen Fette: Waffen gegen depressive Verstimmungen

Unser Körper braucht Fett, damit er alle seine Funktionen erfüllen kann. Gesättigte und einfach ungesättigte Fettsäuren kann er selbst bilden, nicht aber mehrfach ungesättigte. Deshalb sind diese Fette für den Menschen essenziell, das heißt lebensnotwendig, und müssen mit der Nahrung zugeführt werden. Dazu gehören neben Linolsäure und Alpha-Linolensäure unter anderem auch Omega-3- und Omega-6-Fettsäuren. Studien aus verschiedenen Ländern weisen darauf hin, dass eine niedrige Zufuhr von Omega-3-Fettsäuren eine Ursache von Depressionen und depressiven Verstimmungen sein könnte. Im Gegenzug hebt eine höhere Omega-3-Fettsäure-Konzentration die Stimmung. Außerdem fördert diese die Membrandurchlässigkeit, was den Tryptophantransport ins Gehirn verstärken kann.

Aufpassen muss man in diesem Zusammenhang auf die Omega-6-Fettsäuren. Zu viele davon können nämlich die Omega-3-Fettsäuren in ihrer Arbeit behindern und sogar das Nervensystem schädigen. Man vermutet, dass durch das Entstehen eines Ungleichgewichtes zwischen den beiden Fetten Depressionen begünstigt werden. Denn überwiegt eine Fettsäurengruppe, verdrängt sie die andere und schwächt deren Wirkung. Deshalb kommt dem Verhältnis der beiden Gruppen zueinander ein besonderer Stellenwert zu. Hierzulande ist eine Ernährung üblich, in deren Rahmen wir Omega-6- und Omega-3-Fettsäuren in einem Verhältnis von 20 : 1 aufnehmen. Die Deutsche Gesellschaft für Ernährung (DGE) dagegen empfiehlt eine Zusammensetzung von 5 : 1, damit beide Nährstoffe optimal wirken können. Lein-, Walnuss- und Rapsöl sowie Fische sind Lebensmittel, die dieses günstige Verhältnis aufweisen, besonders fetter Fisch wie Makrele und Lachs (siehe folgende Tabellen).

!

Zu viele Omega-6-Fettsäuren können die Omega-3-Fettsäuren in ihrer Arbeit behindern.

Omega-6- und Omega-3-Fettsäurengehalt verschiedener Lebensmittel

LEBENSMITTEL	OMEGA-6-FETTSÄUREN (g/100 g)	OMEGA-3-FETTSÄUREN (g/100 g)	VERHÄLTNIS OMEGA-6-/ OMEGA-3-FETTSÄURE
Von der DGE als optimal empfohlenes Verhältnis	Höchstens 5 Teile	Mindestens 1 Teil	5 : 1
Optimal			
Leinöl	13,1	54,2	0,2 : 1
Gemüse, Kartoffeln	0–0,2	0–0,3	1–1,6 : 1
Walnussöl	18,3	12,9	1,4 : 1
Rapsöl	19,6	9,4	2 : 1
Walnüsse	34,0	7,5	4,5 : 1
Empfehlenswert			
Weizenkeimöl	55,7	7,8	7 : 1
Sojaöl	53,1	7,7	7 : 1
Halbfettmargarine	12,2	1,6	8 : 1
Roggen, Weizen	0,8	0,1	8 : 1
Sojamehl, vollfett	10,7	1,4	8 : 1
Olivenöl	8,3	0,9	9 : 1
Pflanzenmargarine	17,6	2,6	9 : 1
Standardmargarine	17,6	1,9	10 : 1
Sojabohne	9,8	0,9	10 : 1
Nicht empfehlenswert			
Diätmargarine	33,1	1,8	18 : 1
Hirse	1,8	0,1	18 : 1
Palmöl	10,0	0,5	20 : 1
Erdnüsse	13,1	0,5	26 : 1
Sesam (trocken)	18,7	0,7	27 : 1
Cashewnüsse	7,2	0,2	36 : 1

▶▶

LEBENSMITTEL	OMEGA-6-FETTSÄUREN (g/100 g)	OMEGA-3-FETTSÄUREN (g/100 g)	VERHÄLTNIS OMEGA-6-/ OMEGA-3-FETTSÄURE
Pistazien	7,4	0,2	37 : 1
Maiskeimöl	55,0	0,9	61 : 1
Kürbiskernöl	49,4	0,5	100 : 1
Sonnenblumenöl	63,0	0,5	126 : 1
Distelöl (Safloröl)	75,0	0,5	150 : 1
Sonnenblumenkerne	27,9	0,1	279 : 1

!

Bringen Sie Ihrer Stimmung zuliebe häufiger Walnuss- oder Rapsöl anstelle von Sonnenblumen- und Maiskeimöl auf den Tisch.

Ideal: fette Kaltwasserfische

Besonders wertvoll sind die beiden Omega-3-Fettsäuren mit den komplizierten Namen Eicosapentaensäure (EPA) und Docosahexaensäure (DHA). Reichlich hohe Mengen an Omega-3-Fettsäuren findet man in sogenannten Fettfischen (Fettgehalt >10 %) und hier wiederum in den Kaltwasserfischen. In diesen Fischen halten die beiden Omega-3-Fette die Zellwände elastisch, das Blut dünnflüssig und die Tiere in den eiskalten Gewässern der Polarmeere beweglich – und was den Fischen hilft, dient auch uns. 20 Prozent des Fettes im Gehirn besteht aus DHA. Eigentlich sollte man 1 g EPA und DHA pro Tag aufnehmen, doch essen wir im Durchschnitt maximal 0,1 g davon. Dieses Manko können Sie leicht durch entsprechenden Fischverzehr ausgleichen (siehe folgende Tabelle).

Um die wertvollen Omega-3-Fettsäuren zu bekommen, werden zwei bis drei Fischmahlzeiten pro Woche empfohlen – vorzugsweise fette Seefische wie Hering, Makrele, Lachs. Zwei üppige 200-g-Portionen Lachs oder Hering in der Woche liefern insgesamt zwischen 8 g und 12 g. Da Omega-3-Fettsäuren vom Körper gespeichert werden können, kommt man auf diese Weise ganz leicht auf eine optimale Tagesdosis von etwa 1 g. Fischkonserven sind zwar praktisch, enthalten jedoch oft deutlich weniger EPA und DHA als frische Ware.

Studien belegen: Fisch schützt vor Depressionen
Tatsächlich fand man heraus: Je höher der Fischkonsum, desto geringer ist die Häufigkeit von Depressionen. Sogar die Selbstmordraten liegen dort niedriger, wo mehr Fisch gegessen wird, so z. B. in den asiatischen Ländern. In Japan werden 67 kg Fisch pro Kopf und Jahr verzehrt. Dort findet man mit 0,1 Prozent der Bevölkerung die niedrigste Depressionsrate. In Deutschland erkranken schätzungsweise 9 Prozent daran, was sicher auch am geringen Fischverzehr liegt.

> **!**
> Kaufen Sie möglichst nur ökologisch unbedenkliche Fischarten. Welche das sind, erfahren Sie z. B. im Fisch-Ratgeber von Greenpeace.

Omega-3-Fettsäurengehalt einiger Fische und Krebstiere

LEBENSMITTEL	EIKOSAPENTAENSÄURE (mg/100 g)	ALPHA-LINOLENSÄURE (mg/100 g)
Lachsölkonzentrat	33.000	
Lebertran	20.000	
Hering (Atlantik)	2040	100
Bismarckhering	1830	100
Salzhering	1760	100
Wildlachs	1400	
Thunfisch	1380	200
Sardinen in Öl	1200	200
Makrele (geräuchert)	1020	200
Zuchtlachs	750	400
Hering (Ostsee)	740	200
Makrele	630	300
Schwarzer Heilbutt (geräuchert)	450	100
Hummer	350	100
Aal	260	700

Auch Untersuchungsergebnisse der Harvard-Universität deuten auf eine stimmungsaufhellende Wirkung der Omega-3-Fettsäuren hin: Manisch depressiven Patienten gab man dort vier Monate lang entweder Fischöl oder Olivenölkapseln. Einzig und allein das Fischöl konnte die Symptome der Erkrankung effektiv zurückdrängen.

An der Sheffield-Universität wurden 70 depressiven Patienten hohe Dosen einer Omega-3-Fettsäure verabreicht, die auf gängige Antidepressiva nicht angesprochen hatten. In über 60 Prozent der Fälle besserte sich ihr Zustand und die Abstände zwischen den Phasen schwerer Niedergeschlagenheit dehnten sich aus.

!

Zu hohe Temperaturen wandeln ungesättigte in gesättigte Fettsäuren um.

Backfisch ist besser als Grillfisch   Wichtig scheint auch die Zubereitungsart. Im Rahmen verschiedener Studien waren die schützenden Effekte nur in Verbindung mit gebackenem, aber nicht mit gebratenem oder gegrilltem Fisch festzustellen. Man vermutet, dass die Omega-3-Fettsäuren bei höheren Temperaturen zerstört und zu gesättigten Fettsäuren umgewandelt werden. Auch wenn man Pflanzenöle zu stark erhitzt, steigt der Anteil an gesättigten Fettsäuren. Generell steigt also durch Erhitzen der Prozentsatz an gesättigten Fettsäuren im Fettgemisch. Dies geschieht im Distelöl bereits bei 150 °C, in Raps- und Olivenöl ab 200 °C.

Untersuchungen belegen, dass sich bei Depressionen der Omega-6-Fettsäurenspiegel auf Kosten der Omega-3-Fettsäuren offensichtlich erhöht. Man vermutet daher, dass bei Depressionen ein anormaler Omega-3-Fettsäurenstoffwechsel besteht.

Betrachtet man alle Studien zu diesem Thema, sieht man, dass sich – von wenigen Ausnahmen abgesehen – die medikamentöse Behandlung bei Depressionen deutlich verbessert, wenn die Patienten Omega-3-Fettsäuren bzw. EPA einnahmen, selbst bei Depressionen, die als nicht behandelbar eingestuft waren. Die Dosis der Medikamente und damit auch der Nebenwirkungen können dadurch gemildert werden. Weitere Studien sind jedoch erforderlich, da man z. B. nicht weiß, ob der niedrigere Omega-3-Fettsäurenspiegel die Erkrankung verursacht oder nur eine der Folgen davon ist. Hier besteht noch Forschungsbedarf, insbesondere für Frauen, die vom PMS geplagt sind.

!

Omega-3-Fettsäuren können helfen, wo gängige Antidepressiva versagen.

Weidevieh liefert mehr Omega-3-Fettsäuren

Um gesund, glücklich und ohne Depressionen zu leben, sollten Sie also mehr Fisch essen. Aber: Die Meere sind überfischt und bestimmte Fischarten fast ausgestorben; nur bei Meerestieren mit dem MSC-Siegel ist gewährleistet, dass deren Genuss nicht zum Aussterben der Tiere führt und ihr Ökosystem erhalten bleibt. Zuchtfisch unterliegt ähnlichen wirtschaftlichen Zwängen wie Massentierhaltung von Schweinen und Kühen und enthält auch weniger Omega-3-Fettsäuren als Wildfisch (siehe Tabelle Seite 49). Dazu kommt, dass nicht jeder Fisch mag. Sind diese Personen nun zu einer schlechten Laune verdammt?

Die Antwort lautet: Nein. Denn auch Fleisch liefert Omega-3-Fettsäuren – allerdings nur, wenn die Tiere auf der Weide gehalten werden und frisches Gras fressen. Dieses Fleisch enthält wesentlich mehr Omega-3-Fettsäuren als das von Tieren aus Massentierhaltung, denn die Fettsäuren entstehen aus Bestandteilen des frischen Grases. Die Alternative zu Fleisch aus Massentierhaltung ist somit Biofleisch, denn diese Kühe müssen auf die Weide und erhalten frisches Gras. Der Grund für den hohen Gehalt an den gesunden Fettsäuren in ihrem Fleisch ist, dass der Fettanteil des natürlichen Weidegrases zu zwei Dritteln aus den langkettigen Omega-3-Fettsäuren besteht, von denen Futtermais oder Sojamehl deutlich weniger enthalten. Auch die Pflanzenvielfalt auf Biowiesen spielt vermutlich eine Rolle. Somit ist klar: Biofleisch sorgt für gute Laune!

Ein anderes interessantes Nahrungsmittel, das viele Omega-3-Fettsäuren enthält, ist gemäß Prof. Dr. Olaf Adam Wildfleisch. Er

!

Ökologische Tierhaltung macht nicht nur die Tiere glücklicher, sondern auch die Menschen, die ihr Fleisch essen.

!

Steinzeitmenschen,
die Wild jagten,
hatten einen
sehr günstigen
Omega-6-/
Omega-3-
Quotienten.

weist auf eine Zusammensetzung des Fettes hin, die fast der von Fischen entspricht. Auch er führt dies auf die Grasnahrung zurück, die viel Omega-3-Fettsäuren als Vorstufe der EPA enthält. Prof. Adam betont, dass es sich dabei aber tatsächlich um Wildtiere handeln muss und keine Stallhaltung dahinterstecken darf. „Wildfleisch ist wirklich eine Alternative. Wir sind auch an diese Nahrung gewöhnt, da bereits in der Steinzeit die Jäger davon gelebt haben. Bei denen war der Omega-6-/Omega-3-Quotient übrigens sehr günstig: Er lag bei 2 : 1", so Professor Adam.

EBC: Vitamine gegen PMS

Für unsere Gehirnfunktionen und Gesundheit brauchen wir alle Vitamine. Aber manche beeinflussen ganz besonders unsere Stimmung, und ein Mangel kann zu Missmut und Niedergeschlagenheit in der Zeit vor den „Tagen" und zu einer allgemeinen Verschlimmerung der prämenstruellen Beschwerden führen. Welche das sind und wie Sie einem Mangel entgegensteuern, erfahren Sie in diesem Kapitel.

Eine Kiwi oder
ein Glas Orangensaft
(ca. 200 ml) decken
den Tagesbedarf
eines Erwachsenen.

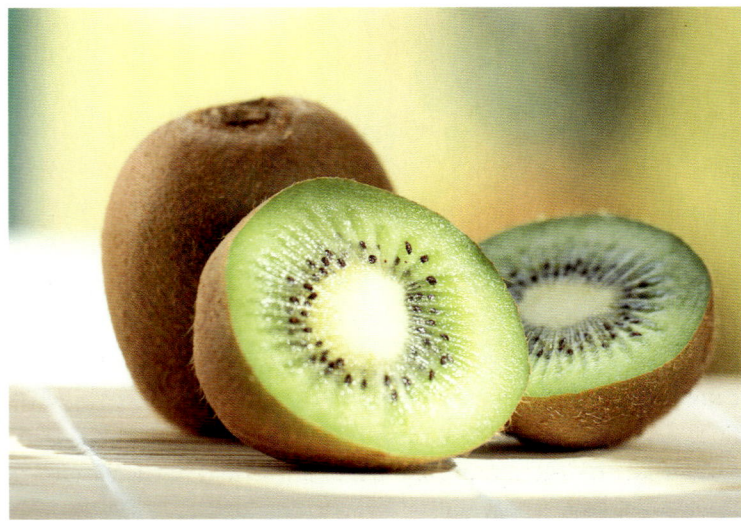

Vitamin C hält wach und fördert belebende Gedanken
Außer seiner bekannten antioxidativen Wirkung ist das Vitamin an der Umwandlung von Tryptophan in eine Vorstufe des Serotonins beteiligt. Die empfohlene tägliche Zufuhr liegt zwischen 75 und 150 mg. In der Regel sind wir in Deutschland gut damit versorgt, jedoch sollten Frauen insbesondere vor ihrer Periode auch wirklich auf eine ausreichende Zufuhr achten.

!

Vitamin C ist an der Umwandlung von Tryptophan in eine Vorstufe des Serotonins beteiligt.

Lebensmittel mit hohem Vitamin-C-Gehalt

100 g LEBENSMITTEL	VITAMIN C in mg
Acerolakirsche	1700
Hagebutten	1045
Sanddornbeeren	450
Guave	273
Sanddornbeerensaft	266
Schwarze Johannisbeere	189
Petersilie	166
rote Paprika	140
Rosenkohl, roh	115
Brokkoli, roh	114
Kiwi	100
Rosenkohl, gekocht	87

Für Ihre Laune ist es gut, wenn Sie täglich frisches Obst und Gemüse zu essen, z. B. immer mal wieder rote Paprika. Auch bei hoher Stressbelastung sollten Sie eine Vitamin-C-reiche Ernährung vorziehen. Besser als künstliches Vitamin C ist die natürliche Zufuhr des Vitamins durch eine abwechslungsreiche Mischkost. Tabletten und Pülverchen mit künstlichem Vitamin C verschreibt besser ein Arzt.

!

B-Vitamine sind
wichtig für Nerven
und Gehirn.

B-Vitamine machen Laune

Besonders wichtig für Nerven und Gehirn sind die B-Vitamine, die an der Bildung von Neurotransmittern beteiligt sind. Vor allem B_1, B_2, B_3, B_6 und B_{12} sind von besonderer Bedeutung. Ein Mangel an dem einen kann die Wirkung eines anderen mit beeinflussen. Bei depressiven Patienten beobachtet man verblüffend oft einen Mangel an B-Vitaminen. Insbesondere bei älteren Personen scheint die Versorgung mit diesem Vitaminkomplex schwierig zu sein.

Man untersuchte auch, inwiefern sich der Vitamin-B_1-Status auf die Stimmung von 129 Erwachsenen auswirkt. Zwölf Monate nahmen sie Vitamin B_1 und andere B-Vitamine als Ergänzung zu sich. Nach dieser Zeit berichteten die männlichen Teilnehmer, dass diejenigen, die das Vitamin-Supplement nahmen, sich besser fühlten. Die Frauen gaben an, dass ihre Stimmung sich erheblich verbesserte. Diesen Stimmungswandel führte man auf die Erhöhung des Vitamin-B_2- und Vitamin-B_6-Spiegels zurück. Bereits eine Erhöhung des Vitamin-B_1-Spiegels verbesserte die Laune der Frauen.

Vitamin B_1 (Thiamin, Aneurin)   Vitamin B_1 ist an der Erhaltung von Nervengewebe beteiligt und hat Einfluss auf die körperliche Fitness. Außerdem ist es für den Ablauf der Erregungsfunktion in den Nervenzellen wichtig. Dass das Vitamin für die gute Laune eine Rolle spielt, erkannte man bei einer Diät, die dieses Vitamin kaum enthielt. Der entstandene Mangel führte zu Muskelschwäche und Depressionen. Sobald die Versuchsteilnehmer wieder Thiamin erhielten, kam es zu einer raschen Besserung.

Krasse Mangelerscheinungen gibt es zwar bei uns nicht, jedoch sind Menschen, die sich vorzugsweise von weißen Auszugsmehlen (Mehl Type 405 und 550), Zucker und Alkohol ernähren, gefährdet, da diese Nahrungsmittel kein oder nur spurenweise Vitamin B_1 enthalten. Auch Medikamente wie Abführmittel, die

„Pille", Mittel gegen Magenübersäuerung und Darmparasiten können Vitaminräuber sein.

Besonders viel Aneurin finden Sie in Hefe, Weizenkeimen und -keimlingen, Sonnenblumenkernen und Roggenkeimlingen.

Vitamin B$_2$ (Riboflavin)   Riboflavin ist an vielen Oxidations- und Reduktionsreaktionen beteiligt, das heißt: Wenn Sauerstoff in seiner ungünstigen Form im Körper wirkt, benötigt man dieses Vitamin. Ebenfalls ist es dort erforderlich, wo Glukose oder Fettsäuren zur Bildung von Energie in Form von Adenosintriphosphat verwendet werden.

In der Regel ist man bei uns gut mit dem Vitamin versorgt. Mangelerscheinungen sind zumeist auf Magen-Darm-Erkrankungen zurückzuführen, die mit einer Störung der Nahrungsaufnahme einhergehen, weniger auf eine zu geringe Nahrungszufuhr.

Die empfehlenswerte Menge, die eine Frau täglich benötigt, liegt bei 1,2 mg/Tag. Bei Raucherinnen und chronischem Alkoholkonsum ist der Bedarf erhöht.

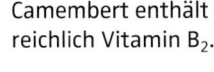

!

Vorsicht: Vitaminräuber! Achten Sie besonders auf Ihre B$_1$-Zufuhr, wenn Sie Abführmittel oder die Pille nehmen.

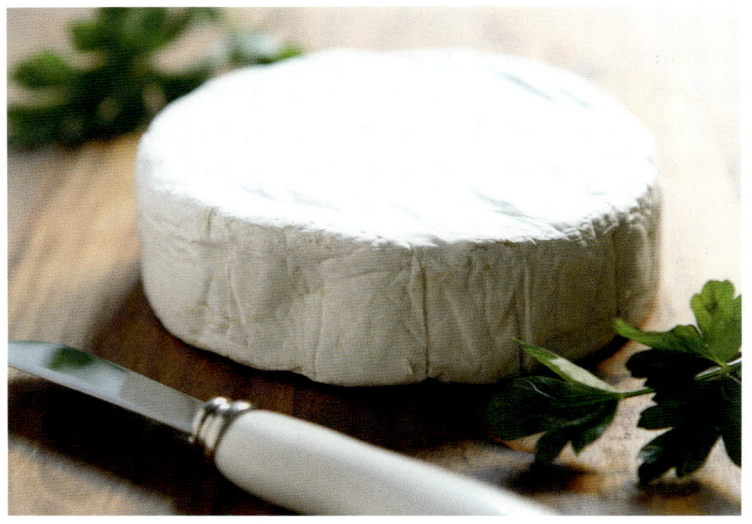

Camembert enthält reichlich Vitamin B$_2$.

!

Vitamin B$_3$ lindert
Nervosität und
Schmerzen.

Vitamin B$_3$ (Niacin)   Niacin erhält das Nervensystem, lindert
Nervosität, Kopfschmerzen, Erschöpfung, Depressionen, Schmerzen, Reizbarkeit und Schlaflosigkeit. Vitamin B$_3$ ist nicht nur an
der Bildung von Tryptophan beteiligt, es sorgt auch dafür, dass es
nicht abgebaut wird.

Im Allgemeinen geht man von einem Niacinbedarf von 15 bis
20 mg täglich aus. Bei uns ist die Versorgung mit Niacin bei Gesunden in der Regel gesichert. Dies ist auf den relativ hohen Verzehr von Fleisch und Fleischprodukten zurückzuführen, die viel
davon enthalten. Auch der Eiweißbaustein Tryptophan trägt zur
Versorgung bei, da er bei ausreichender Eiweißversorgung in Niacin umgewandelt werden kann (60 mg Tryptophan ergibt 1 mg
Vitamin B$_3$).

!

Depressive
Patienten weisen
häufig einen
Vitamin-B$_6$-Mangel
auf.

Vitamin B$_6$ (Pyridoxin)   Vitamin B$_6$ spielt eine Rolle bei der
Weiterleitung von Nervenimpulsen. Depressive Patienten weisen
häufig einen Vitamin-B$_6$-Mangel auf. Hier hängt Vitamin B$_6$ mit
Vitamin B$_2$ zusammen: Bei einem kombinierten Pyridoxin- und
Riboflavinmangel ist die Neigung zu Depressionen und ähnli-
chen psychiatrischen Erkrankungen wesentlich erhöht.

Da das Vitamin in fast allen Nahrungsmitteln enthalten ist
und der Körper über beachtliche Reserven verfügt, sind ernäh-
rungsbedingte Mangelerscheinungen jedoch selten. Im Durchschnitt wird etwas mehr Vitamin B$_6$ aufgenommen als die tatsächlich benötigte Menge. Der Tagesbedarf liegt für Frauen normalerweise bei 1,2 mg Vitamin B$_6$. Etwa diese Menge ist z. B.
enthalten in 30 g Bierhefe, 105 g Sojasprossen, 125 g Hummer,
150 g Sojabohnen, 150 g Lachs, 150 g Sardinen oder Hafer, 165 g
Leinsamen, 170 g Rinderleber oder Walnüssen, 180 g Hühnerle-
ber, 190 g Sesam, 200 g Weizenkleie, 230 g Makrele und 250 g
Sonnenblumenkernen.

Es gibt zahlreiche Studien, die die Wirksamkeit des Vitamins
belegen. Wenn Sie an PMS leiden, brauchen Sie jedoch deutlich

höhere Mengen an Pyridoxin, um Ihre Beschwerden zu lindern: 40 bis 200 mg pro Tag. Dies liegt vermutlich daran, dass erhöhte Östrogenspiegel verstärkt Vitamin B_6 erfordern. Allein über die Nahrung ist dieser Bedarf dann eher schwer zu decken. Hier muss unter Umständen medikamentös nachgeholfen werden, doch ist diese Maßnahme nicht unumstritten. Versuchen Sie deshalb, so viel wie möglich des Vitamins über eine bewusste Ernährung mit viel Vitamin B_6 abzudecken. Sie fördert den Aufbau von Serotonin und Dopamin (siehe Seite 41), die sich positiv auf Ihre Stimmungslage auswirken.

!

Damit Vitamin B_6 bei PMS hilft, müssen Sie sehr viel zu sich nehmen.

Vitamin B_9 (Folsäure)   Ein Folsäuremangel kommt leider auch bei uns vor und kann bei Erwachsenen zu Depressionen und Gedächtnisstörungen führen. In Studien fand man heraus, dass bis zu einem Drittel der Psychiatriepatienten unter Folsäuremangel leidet. Folsäure ist an der Produktion der beiden Neurotransmitter Serotonin und Dopamin beteiligt. Wenig überraschend ist es daher, dass depressive Symptome zu den häufigsten Anzeichen des Nervensystems für einen Vitamin-B_9-Mangel gehören.

Bei einer Studie fand man heraus, dass Personen, die zu einer traurigen Stimmung neigen, eine niedrigere Folsäurekonzentration in den roten Blutkörperchen hatten, als diejenigen, die nicht dazu neigen. Auch die Aufnahme des Vitamins kann gestört sein und dadurch Depressionen auslösen. Zusätzlich vermutet man, dass ein niedriger Folsäurespiegel der Grund für eine geringe Wirksamkeit von Antidepressiva ist. Sicher weiß man, dass die Wirkung von Folsäure eng mit derjenigen von Vitamin B_{12} verknüpft ist.

!

Wenn Sie häufig traurig sind, haben Sie eventuell einen Folsäuremangel.

Dass ein Mangel an Vitamin B_9 Depressionen auslösen kann, fanden norwegische Wissenschaftler heraus, als sie bei knapp 6000 Personen die Blutkonzentration des Eiweißbausteines Homocystein bestimmten, dessen Abbau durch Folsäure gefördert wird. Eine sehr hohe Konzentration ist ein Hinweis auf Folsäuremangel. Studienteilnehmer mit einer hohen Konzentration an Homocystein im Blut waren doppelt so häufig depressiv wie Personen mit der niedrigsten Konzentration. Dann stießen Forscher um Ingvar Bjelland von der Universität in Bergen im Rahmen einer DNA-Analyse auf eine weitere Überraschung: Bei den Personen, die stark zu Depressionen neigten, war ein bestimmtes Gen verändert. Genau diese Erbsubstanz spielt normalerweise im Folsäurestoffwechsel eine wichtige Rolle!

Gestützt werden diese Erkenntnisse durch frühere Experimente, nach denen Folsäure die Wirkung von Antidepressiva eindeutig verstärken kann. Man versteht zwar noch nicht, wie genau das Ganze funktioniert, jedoch vermuten die Wissenschaftler, dass Folsäure an der Bildung bestimmter Substanzen im Gehirn beteiligt sein könnte, deren Fehlen Depressionen und andere nervliche Störungen entstehen lassen.

Bakterien stellen einen Teil der benötigten Folsäure bereit. Zusätzlich sollten Erwachsene mit der Nahrung täglich 400 µg (0,4 mg) aufnehmen. Schwangere und Stillende brauchen täglich 600 µg.

Vitamin B_{12} Vitamin B_{12} stärkt das Nervensystem, ist generell für die Zellneubildung erforderlich, vor allem für das Nervengewebe, und fördert die Konzentration und das Gedächtnis. Es mildert Reizbarkeit und gibt ganz allgemein neuen Schwung, denn es hilft dem Körper, Nährstoffe richtig zu verwerten. Mithilfe von Vitamin B_{12} wird Folsäure in seine aktive Form umgewandelt. Es gilt als Nervenschutzvitamin, da es unter anderem die Schutzhülle um die Nerven, die sogenannte Myelinschicht, stärkt. Es wird entsprechend bei allgemeinen Ermüdungs- und Erschöpfungszuständen und neurologischen Symptomen gegeben.

Sowohl ein Folsäure- als auch ein Vitamin-B_{12}-Mangel können psychische Störungen wie Depressionen verursachen. Man beobachtete, dass eine Ergänzungstherapie mit den beiden Vitaminen bei starken Depressionen zu effektiven Verbesserungen führte.

Die Reservekapazität für Vitamin B_{12} reicht üblicherweise für drei bis fünf Jahre. Bei einer Vitamin-B_{12}-freien Ernährung wird der Vitamin-B_{12}-Speicher erst nach ein bis vier Jahren um 50 Prozent reduziert. Diese lang anhaltenden Speicher bewirken, dass Mangelsymptome erst nach jahrelanger Vitamin-B_{12}-armer Ernährung beobachtet werden.

Ein Vitamin-B_{12}-Mangel beginnt in der Regel mit unspezifischen Symptomen wie leichter Ermüdbarkeit, allgemeiner Schwäche und Herzklopfen. Man erkennt ihn z. B. an Zungenbrennen und Zungenentzündungen sowie an einer gelblich fahlen Haut. Gleichzeit tritt meist ein Folsäure-, Thiamin-, Eisen- und Vitamin-C-Mangel auf. Auch an Wechselwirkungen zwischen Vitamin B_{12} und Medikamenten muss gedacht werden.

!

Ein Vitamin-B_{12}-Mangel beeinträchtigt nahezu sämtliche Zellen des Organismus.

Weitere wertvolle Vitamine

Vitamin E (alpha-Tocopherol) Durch Vitamin E wird die Entstehung der sogenannten Radikale (siehe Lexikon: Freie Radikale) und Peroxide verzögert oder sogar verhindert bzw. diese werden „abgefangen". Deshalb gilt Vitamin E als Radikalenfänger.
Bei gesunden Frauen, die sich vielseitig ernähren, findet man kaum einen Mangel an Vitamin E. Für Frauen, die am PMS leiden, ist Vitamin E besonders wichtig, da der Körper es benötigt, um ein Gleichgewicht zwischen Östrogen und Progesteron wiederherzustellen. In Studien konnte gezeigt werden, dass durch die Gabe von Vitamin E die monatlichen Symptome deutlich reduziert werden können. In einer Studie mit 120 Frauen erhielten 80 verschiedene Dosierungen von Vitamin-E-Präparaten, die restlichen 40 Placebo-Präparate. Nach drei Monaten bestätigten Frauen, die das Vitamin E eingenommen hatten, eine deutliche Linderung ihrer PMS-Beschwerden. Bei einigen gingen sie um zwei Drittel zurück. Nebenwirkungen traten kaum auf.

!

Halten Sie sich
zwischen Mai und
September viel im
Freien auf.

Vitamin D In erster Linie wird dieses Vitamin vom Körper selbst gebildet, sofern man sich ausreichend lange in der Sonne aufhält. Eine Kost mit viel Vitamin D stärkt nicht nur die Knochen, sondern senkt auch das Risiko für PMS, wie Studien ergeben haben. Nimmt man gleichzeitig viel Kalzium zu sich, sinkt es sogar um 50 Prozent (siehe Seite 64).

Den normalen Tagesbedarf (5 µg) an Vitamin D decken Sie z. B. durch 5 g geräucherten Aal, 18 g Atlantikhering, 31 g Lachs, 45 g Sardinen, 62 g Austern, 125 g Makrele, 131 g Steinpilze oder 263 g Champignons. Leiden Sie an einem Vitamin-D-Mangel, empfehlen manche Experten eine Tagesdosis von 20 bis 25 µg.

Immer schön Vitamine essen!
Wie Sie in diesem Kapitel sehen konnten, führt ein Mangel an Vitamin C, B, E und D in der Regel zu Depressionen bzw. depressiven Verstimmungen. Das heißt aber im Umkehrschluss: Sind Sie gut damit versorgt, steht Ihrer guten Laune – auch in den Tagen vor den Tagen – nichts mehr im Weg. Am besten notieren Sie sich die Lebensmittel, die in diesem Buch empfohlen werden, und hängen die Liste gut sichtbar in der Küche auf.

Kalzium, Zink und Co: Mineralstoffe gegen PMS

Die gute Nachricht gleich vorab: Eigentlich müssen Sie nur auf sehr wenige Mineralstoffe achten, denn von den meisten nehmen wir sogar mehr als genug zu uns, wie z. B. Natrium aus Kochsalz (Natriumchlorid). Reichlich nehmen Frauen in der Regel außerdem Kalium, Phosphat, Schwefel und Zink zu sich. Gesunde Frauen erhalten auch genügend Kupfer, Mangan, Selen und Molybdän. Anders sieht es oft bei Menschen aus, die eine chronische Erkrankung haben oder sich sehr einseitig ernähren.

Nahrungsergänzungsmittel ja oder nein?
Eine zusätzliche Mineralstoff-Zufuhr über Nahrungsergänzungsmittel ist nicht unbedingt empfehlenswert. Sie kann die Aufnahme einzelner Mineralstoffe behindern und daher mehr schaden als nutzen.
So stört beispielsweise eine hohe Eisenaufnahme die Magnesiumverwertung. Eine überhöhte Zinkeinnahme kann zu Kupfermangel führen. Da alle Nährstoffe (Vitamine und Mineralstoffe) im Körper in enger Wechselwirkung zueinanderstehen, kann die überhöhte Zufuhr eines einzelnen Stoffes das empfindliche Gleichgewicht der anderen sehr schnell stören. Auch eine Überdosierung ist möglich; so kann zu viel Kalzium das Risiko für Nierensteine erhöhen. Außer bei einem nachgewiesenen Mangel ist es daher besser, Mineralstoffe in natürlicher Form aufzunehmen.

Leider gibt es nur sehr wenig wissenschaftliche Untersuchungen zu Mineralstoffen und ihrer Auswirkung auf das PMS. Im Blick behalten sollten Sie aber folgende Mineralien, deren Einnahme sich bei PMS bewährt hat: Zink, Kalzium, Eisen und Magnesium. Bei manchen Frauen genügt bereits eine gezielte Einnahme dieser Stoffe, um die PMS-Symptome zu lindern oder sogar verschwinden zu lassen. Lassen Sie jedoch vor einer Einnahme Ihren Status beim Arzt feststellen, damit es nicht zu einer Überdosierung kommt.

! Nehmen Sie Mineralstoffe besser in natürlicher Form zu sich!

Zink Zink ist an mehr als 100 Stoffwechselreaktionen beteiligt. Es fördert unter anderem die körpereigene Produktion von Serotonin. Ein Zinkmangel kann zu Depressionen, Aggressivität und Lernschwäche führen. In einer Studie hat man festgestellt, dass die Zinkkonzentration in der Blutflüssigkeit von Depressiven erniedrigt ist.
Frauen benötigen etwa 7 bis 10 mg täglich, die sie bei einer ausgewogenen Ernährung auch zu sich nehmen. Gemeinsam mit

! Bei manchen Frauen können Kalzium, Eisen, Zink und Magnesium die PMS-Symptome lindern.

Omega-3-Fettsäuren lässt eine regelmäßige Versorgung mit Zink das Gehirn angeblich sogar „wachsen". Jedoch ist eine natürliche Zufuhr vorzuziehen. Dabei ist es wichtig zu wissen, dass Zink aus tierischen Quellen besser aufgenommen wird als aus pflanzlichen. Die folgenden ausgewählten Lebensmittel sind gute Zinkquellen.

Lebensmittel, die reichlich Zink enthalten
Edamerkäse 30 % Fett, mageres Muskelfleisch, Leber, Weizenmischbrot, Haferflocken, Linsen, Erbsen

Magnesium   Magnesium ist ein sehr reaktionsfähiger Mineralstoff und Vitamin D fördert seine Aufnahme. Eine intensiv grüne Farbe bei Gemüse oder Salat ist ein Zeichen dafür, dass das lebensnotwendige Mineral darin enthalten ist. Wie Zink ist es aus tierischen Lebensmitteln besser verfügbar.

Magnesium spielt bei der Reizübertragung auf den Muskel an den Synapsen (siehe Lexikon) sowie der Muskelkontraktion eine wichtige Rolle. Durch Wechselwirkung mit den sogenannten Phospholipiden stabilisiert es die Membranen im Körper und hält deren Durchlässigkeit aufrecht. Das Ergebnis ist ein Einfluss auf die Erregbarkeit innerhalb der Zellen und die Erregungsleitung außerhalb. Außerdem hemmt es die Freisetzung der Hormone Adrenalin und Noradrenalin, die bei Stress vermehrt vorhanden sind. Wenn Sie einen Magnesiummangel haben, ist Ihre Empfindlichkeit gegenüber diesen Hormonen erhöht.

Bei einer Untersuchung wurde festgestellt, dass bei Patienten mit einer Depression der Magnesiumspiegel in den roten Blutkörperchen erhöht war. War das Stimmungstief vorbei, war auch der Magnesiumspiegel gesunken. Erklären kann man sich diesen Sachverhalt allerdings nicht. Bislang lässt sich nur sagen, dass ein Magnesiummangel zwar wohl keine Depressionen im Rahmen des PMS verursacht, jedoch in irgendeiner Form daran beteiligt ist. So soll der Körper es für die Produktion von Serotonin benötigen. Tatsächlich weisen amerikanische Studien darauf hin, dass sich der Mineralstoff positiv auf PMS-Beschwerden auswirkt. Zudem hat es eine krampflösende Wirkung und senkt die Produktion von entzündungsfördernden Gewebehormonen.

> **!**
>
> Ein Magnesium-mangel ist am PMS beteiligt. Wie genau, weiß man jedoch nicht.

Gesunde erwachsene Frauen sollten täglich 300 mg Magnesium aufnehmen. Essen Sie die im folgenden Kasten aufgeführten magnesiumreichen Lebensmittel und trinken Sie zusätzlich magnesiumreiche Mineralwässer (200 mg und mehr Magnesium pro Liter) oder Heilwässer.

Lebensmittel, die reichlich Magnesium enthalten

- Sonnenblumenkerne, Sesamsamen, Kürbiskerne, Leinsamen
- Mandeln, Erdnüsse, Cashewnüsse, Haselnüsse
- Vollkorngetreide, besonders Hirse, Buchweizen, Haferflocken, Mais, Naturreis, Roggen, Weizen
- Vollkornbrote, besonders Pumpernickel
- Hülsenfrüchte, besonders Sojabohnen, weiße Bohnen, Kichererbsen, Erbsen
- Gemüse, besonders Portulak, Spinat, Fenchel
- Obst, besonders Himbeeren, Brombeeren, Avocado, Bananen

Eisen   Eisen dient vor allem der Sauerstoffversorgung des Körpers, ist aber auch an der Energieversorgung und Entgiftung von Sauerstoffradikalen beteiligt. Ein Mangel beeinträchtigt die körperliche Leistungsfähigkeit und das Immunsystem. Eine andauernde Unterversorgung führt zu einer Eisenmangelanämie (Anämie = Blutarmut), der häufigsten Mangelerscheinung der Welt.

Ob Eisen allerdings PMS beeinflusst, kann man heute noch nicht sagen. Bei einem Mangel wird man jedoch schnell müde und die körperliche Leistungsfähigkeit sinkt – keine gute Voraus-

> **!**
>
> Eisenmangel macht müde. Nehmen Sie deshalb reichlich Eisen zu sich, wenn Sie starke Blutungen haben.

setzung für Wohlbefinden. Insbesondere Frauen, die starke Monatsblutungen haben, sollten reichlich Eisen zu sich nehmen. Dies auch deshalb, da ein Eisenmangel das sogenannte Restless-Legs-Syndrom hervorrufen kann, das aufgrund der zitternden Beine einen Schlaf unmöglich macht.

Die beste Einnahmeform ist immer noch die natürliche. Eisen wird sehr gut aus Fleisch aufgenommen. Vegetarier müssen vor allem Vitamin-C-haltige Nahrung zu Pflanzenkost essen, um seine Aufnahme zu erhöhen. Erwachsene Frauen benötigen 15 mg, Schwangere 30 mg und Stillende 20 mg pro Tag.

Im Allgemeinen sollte die Eisenaufnahme die Verluste gerade ausgleichen. Denn der umgekehrte Fall – zu viel Eisen – verschlechtert beispielsweise die Verwertung von Zink. So kann eine massive Einnahme von Eisenpräparaten (150 bis 1200 mg/Tag) ohne entsprechenden Bedarf über längere Zeiträume zu schweren Gesundheitsschäden führen.

Lebensmittel, die reichlich Eisen enthalten
- Fleisch, insbesondere Leber und Nieren
- Getreide, insbesondere Hirse, Hafer und Vollkornbrote
- Hülsenfrüchte, insbesondere Linsen, Sojabohnen, Kichererbsen, weiße Bohnen
- Gemüse, insbesondere Karotten, Blumenkohl, Zucchini, Spinat
- Pilze, besonders Pfifferlinge
- Obst, besonders Erdbeeren, schwarze Johannisbeeren

Kalzium   Kalzium ist nicht nur für Knochen und Zähne essenziell, sondern spielt auch bei der Informationsübertragung der Nerven eine große Rolle. Es erfüllt wichtige Funktionen bei der Stabilisierung der Zellmembranen und der Signalübermittlung innerhalb der Zelle sowie der Reizübertragung im Nervensystem. Schon lange weiß man, dass dieser Mineralstoff wichtig für Tätigkeiten derjenigen Nerven ist, die mit bestimmten Geistes- und Verhaltensweisen verbunden sind.

In Experimenten mit 123 freiwilligen gesunden Studenten wurde untersucht, wie sich Kalzium auf die Verbesserung der Laune auswirkt. Sie erhielten entweder ein Placebo oder Kalzium-tabletten (1000 mg) sowie – um den Mineralstoff besser aufnehmen zu können – zusätzlich Vitamin D. Die Wirkstoffe mussten jeweils zweimal täglich vier Wochen lang eingenommen werden. Tatsächlich fand man, dass der Zusatz von Kalzium, verglichen mit der Placebogruppe, die Stimmung wesentlich verbesserte.

!

Viel Kalzium und Vitamin D senken das Risiko für PMS um 50 Prozent.

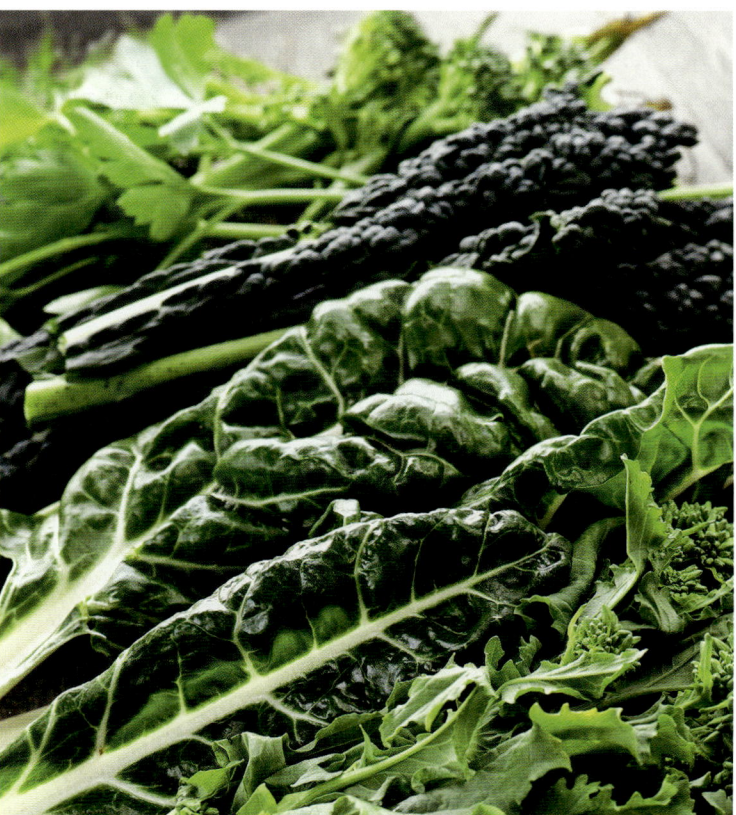

Dunkelgrüne Gemüsesorten, Hartkäse und viele Milchprodukte sind gute Kalziumquellen.

Eine Kost mit viel Kalzium und Vitamin D (siehe Seite 60) senkt das Risiko für PMS um 50 Prozent. Das schließen amerikanische Forscher aus der Auswertung einer Studie mit knapp 3000 Frauen, bei denen sie den Zusammenhang zwischen Ernährungsgewohnheiten und PMS untersuchten. Bereits frühere Studien hatten darauf hingedeutet, dass vom PMS betroffene Frauen ungewöhnlich niedrige Kalzium- und Vitamin-D-Spiegel im Blut haben und eine Erhöhung des Kalziumwertes die Symptome lindert.

Studienleiterin Elizabeth Bertone-Johnson von der University of Massachusetts in Amherst sagt: „Frauen, die täglich viel kalzium- und Vitamin-D-reiche Nahrungsmittel zu sich nehmen, haben deutlich seltener PMS-Probleme. Vier Portionen fettarme Milch, Joghurt und Orangensaft liefern den optimalen Effekt."

In 73 Prozent der Fälle kann offensichtlich allein eine hohe Kalziumzufuhr die Beschwerden beim PMS bessern. Eine Studie zeigte, dass durch die Gabe von 1000 mg (1 g) Kalziumkarbonat pro Tag in den Symptomgruppen Wasserrückhaltung, seelische Verstimmung und Schmerzen deutliche Verbesserungen eintraten. Diese Konzentrationen können Sie leicht auf natürliche Weise mit Lebensmitteln erreichen. Frauen mit einem Östrogenmangel haben einen erhöhten Bedarf. Ab 50 Jahren benötigen sie 1500 mg, es sei denn, sie nehmen Östrogene ein, dann genügen 1000 mg.

Reiche Kalziumquellen

Ein idealer Kalziumlieferant ist Hartkäse. Eine Studie in Finnland ergab, dass Käse sogar wesentlich besser wirkt als die gleiche Menge des künstlich zugeführten Minerals. Auch andere Milchprodukte sind gute Quellen, außerdem dunkelgrüne Gemüsesorten wie Brokkoli, Grünkohl oder Fenchel sowie Mandeln und Haselnüsse. Auch sogenanntes hartes Trinkwasser mit hohem Kalkgehalt und kalziumreiches Mineralwasser mit mindestens 150 mg/l kann zu einer guten Kalziumversorgung beitragen.

Geballte Pflanzenkraft gegen vielerlei Beschwerden

Falls Sie Ihre Beschwerden über eine entsprechende Ernährung nicht in den Griff bekommen, müssen Sie nicht verzagen: Es gibt zahlreiche Heilkräuter, die gegen einzelne Beschwerden des PMS oder das gesamte Syndrom helfen können. Ich werde Ihnen auf keinen Fall empfehlen, „einfach nur" auf pflanzliche Produkte zurückzugreifen: Nur wenige Nichtmediziner kennen den Unterschied zwischen Nahrungsergänzungsmitteln und geprüften, wissenschaftlich dokumentierten Pflanzenpräparaten, von denen Sie eine Wirksamkeit und Verträglichkeit erwarten dürfen. Und genau von diesen Präparaten ist hier die Rede. Das heißt: Auch viele Pflanzenpräparate sind wissenschaftlich untersucht und auf ihre Wirkung genau überprüft – und nur diese werden hier empfohlen. Eine Ausnahme von dieser Regel ist im Text gekennzeichnet.

> **!** Die hier empfohlenen Pflanzenpräparate wurden wissenschaftlich untersucht und ihre Wirkung genau überprüft.

Es werden hier absichtlich keine Firmennamen genannt, um auszuschließen, dass das eine oder andere Medikament bei Drucklegung vom Markt genommen wurde. Aktuelle Pflanzenheilmittel finden Sie in der Regel in Testzeitschriften wie „Stiftung Warentest" oder „Ökotest". Es ist übrigens auch gar nicht nötig, spezielle Produkte zu empfehlen. Es genügt, die jeweiligen Mengenangaben bzw. die Mindestdosierungen zu kennen, um geeignete Präparate, die ausreichend Wirkstoffe enthalten, in der Apotheke oder im Reformhaus zu bekommen – eventuell sogar in entsprechend gut ausgestatteten Drogerien. Der Preis für die Produkte ist in Apotheken und in der Regel auch in Reformhäusern recht hoch. Dort kann man Ihnen jedoch Arzneibuchqualität, wirksame Konzentrationen und meist sogar Schadstofffreiheit garantieren. Wichtig ist, dass das jeweilige Medikament die im Folgenden vorgestellte wirksame Dosis enthält, sonst können Sie nicht mit einer Wirkung rechnen!

> **!** Achten Sie auf eine wirksame Dosis und auf Arzneibuchqualität – die bekommen Sie in der Apotheke oder im Reformhaus.

Achtung: Alkohol
Wenn Sie vollständig auf Alkohol verzichten müssen, heißt es genau hinschauen, denn manche Pflanzenpräparate sind in Alkohol gelöst. Achten Sie bei der Zutatenliste auf die Bezeichnungen „Alkohol" oder „Ethanol".

Allrounder, die eine Linderung des gesamten Syndroms versprechen

!

PMS ist mit Pflanzenkraft gut behandelbar. Vier bis sechs Monate Zeit müssen Sie aber schon investieren.

Laut wissenschaftlichen Studien ist PMS mit leichten bis mittelschweren Problemen allein mit Pflanzenheilkunde (Phytotherapie) beherrschbar. Allerdings wird dabei eine Langzeitbehandlung über vier bis sechs Monate empfohlen. Am besten untersucht sind für das PMS Keuschlammfrüchte (Mönchspfeffer). Sie sind in der Phytotherapie das Mittel erster Wahl. Weitere hilfreiche Pflanzenheilmittel sind der Wurzelstock der Traubensilberkerze, Dong Quai, Johanniskraut (siehe Seite 111) und einige andere Heilpflanzen. Eine Sonderstellung nimmt die mexikanische wilde Jamswurzel ein; diese Pflanze aus dem Regenwald enthält eine Vorstufe des weiblichen Geschlechtshormons Progesteron.

Mönchspfeffer oder Keuschlammfrüchte

Mönchspfeffer (Vitex agnus-castus L.) nennt man im Volksmund auch Keuschlammfrüchte. Der lateinische Name (agnos = unschuldig, castus = keusch) weist auf ihre angeblich libidovermindernde Kraft hin. In Klöstern wurden die gemahlenen Samen deshalb als Gewürzpulver in hohen Dosen eingesetzt, um den Geschlechtstrieb abzuschwächen. In geringer Konzentration bewirkt Mönchspfeffer jedoch das Gegenteil. Gegen das PMS schnitt er in Untersuchungen besser ab als Vitamin B_6.

Insbesondere bei Spannungsgefühlen in den Brüsten scheint Mönchspfeffer zu helfen. Aufgrund von Laborversuchen vermutet man, dass dieses Kraut die Ausschüttung des Hormons Prolaktin verhindert, auf dessen Wirkung man Spannungsschmerzen in der Brust während des PMS zurückführt. Aber auch der Dopaminhaushalt kann beeinflusst werden. Man sagt Mönchspfefferfrüchten nach, dass sie Progesteron enthalten; deshalb sollten sie über mehrere Monate hinweg in der zweiten Zyklushälfte eingenommen werden. Damit sollten Sie den Mangel an Progesteron und die daraus resultierende Östrogendominanz verhindern können.

Eine andere Theorie besagt, dass Mönchspfeffer bei Frauen die Produktion von Progesteron anregt und sich dadurch die positive Wirkung beim PMS erklärt. Durch die zyklusregulierende Wirkung fühlen sich Frauen den ganzen Monat hindurch wohler und können entspannter ihrer Arbeit nachgehen.

Um die Beschwerden ein für alle Mal abzustellen, ist eine Einnahme über sechs Monate empfehlenswert – eine Wirkung tritt erst nach drei Monaten ein. Die lange Einnahme verhindert, dass

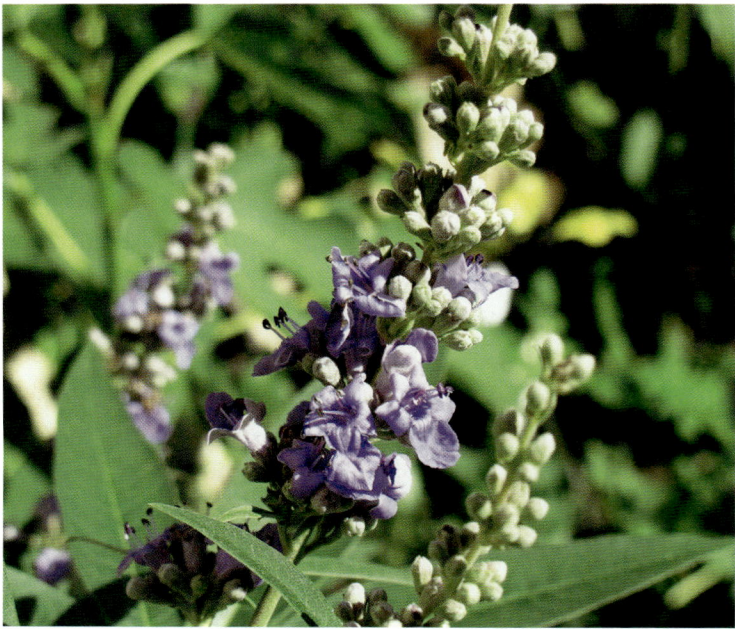

Mönchspfeffer hilft insbesondere bei Spannungsgefühlen und Schmerzen in der Brust.

nach dem Absetzen des Heilkrauts die Beschwerden nach einem Vierteljahr wiederkommen. Das heißt: Sie müssen Geduld mitbringen. Die Wirksamkeit des Heilkrauts gegen das PMS wurde durch zahlreiche Studien bewiesen und die untersuchten Frauen waren mehr als zufrieden. Nur sehr wenige hatten unerwünschte Nebenwirkungen. Nach Absetzen der Behandlung wirkten die positiven Folgen zwei bis drei Monate nach. Eine derartige Langzeitbehandlung sollte am besten vom Arzt begleitet werden.

Achtung: Bei Tumoren der Hirnanhangdrüse und bei Brustkrebs dürfen Mittel mit Keuschlammextrakt nicht eingenommen werden.

!

Achtung:
Bei Brustkrebs und Tumoren der Hirnanhangdrüse dürfen Sie keinen Mönchspfeffer einnehmen.

Die wissenschaftlich empfohlene Tagesmenge beträgt 30 bis 40 mg des Wirkstoffs in Form wässrig-alkoholischer Auszüge aus den zerkleinerten Früchten. Davon sind mehrere standardisierte Fertigarzneimittel (z. B. standardisiert auf die Substanz Casticin) auf dem Markt. Apotheken garantieren konstante Mindestgehalte an wirksamkeitsbestimmenden Inhaltsstoffen, vor allem an hochwirksamen sogenannten Diterpenen.

Die wirksamen Inhaltsstoffe von Mönchspfeffer sind nur zum Teil wasserlöslich, daher können Sie das Heilkraut nicht als Tee zubereiten. Besser Sie greifen hier auf Fertigpräparate aus der Apotheke zurück, damit Sie genau die richtige Tagesdosis erhalten.

Der Schweizer Gynäkologe Dr. med. Roger Eltbogen beginnt die Behandlung bei PMS-Beschwerden üblicherweise zunächst mit einer dreimonatigen, täglich einzunehmenden Mönchspfefferdosis als Dauertherapie. Reicht der Effekt nicht aus, kann eine Dosissteigerung möglicherweise helfen. Spricht die betroffene Frau auf die Dosierung an, wird das Präparat für weitere drei Monate nur noch während der zweiten Zyklushälfte eingenommen. Schließlich beschränkt er die Therapie auf die letzte Zykluswoche. Darauf folgt ein Versuch, wieder ganz ohne das Präparat auszukommen.

Wurzelstock der Traubensilberkerze

Bei den Indianern Nordamerikas wird die Wurzel der Traubensilberkerze (Cimicifugae racemosae rhizoma) bezeichnenderweise auch Frauenwurzel oder Squawroot genannt. Sie enthält Substanzen wie Isoflavone, die im Körper östrogenartige Wirkungen entfalten. Das Heilkraut wird gut vertragen, sodass eigentlich nichts gegen eine Langzeitanwendung spricht. Es wirkt allerdings schwächer als Keuschlammfrüchte. Vorsichtshalber sollten Sie es dennoch nicht länger als sechs Monate einnehmen – zumindest nicht ohne ärztliche Begleitung.

!

Diese Wurzel zählt zu den wirksamsten Heilwurzeln bei zahlreichen Frauenleiden.

So wenden Sie das Mittel richtig an

Die Tagesdosis von 3 g können Sie in Form einer Tinktur einnehmen. Davon dreimal täglich 10 Tropfen auf einem Stück Zucker langsam im Mund zergehen lassen. Ergänzend können Sie auch einen Tee zubereiten. Dafür übergießen Sie 1 TL geschnittenes Kraut mit 1 Tasse kochendem Wasser, lassen den Aufguss zehn Minuten ziehen, sieben ab und trinken zwei- bis dreimal täglich eine Tasse davon.

Es gibt mehrere standardisierte Fertigpräparate, die Sie in der Apotheke kaufen können. Sie garantieren, dass Sie die erforderliche Wirkungsdosis auch erhalten. Fragen Sie aber immer nach der Pflanze. Ein Arzt kann Ihnen auch ein Rezept dafür ausstellen – bezahlen müssen Sie es in der Regel leider selbst, es sei denn, Sie haben eine Krankenkasse, die garantiert auch pflanzliche Mittel erstattet.

!

Sinnvoll ist auch eine Kombination aus Wurzelstock und Keuschlammfrüchten oder Johanniskraut.

Dong Quai und Angelikawurzel

Dong Quai Die chinesische Engelswurz (Angelica sinensis) hat sich in China seit Jahrhunderten bei zahlreichen Frauenbeschwerden bewährt. In Asien nennt man sie deshalb auch „Ginseng für Frauen". Sie enthält aktive östrogen- und progesteronähnliche Substanzen, weshalb sie, zusammen mit Traubensilberkerze, auch vom PMS-Experten Dr. Lee empfohlen wird. Leider gibt es so gut wie keine wissenschaftlichen Untersuchungen dazu.

In China nehmen Frauen Dong Quai, um ihren Menstruationszyklus zu regulieren und das PMS zu lindern. Sechs verschiedene Substanzen (sogenannte Cumarinderivate) mit krampflösender und gefäßerweiternder Wirkung wurden bislang isoliert. Auch ätherische Öle können daraus gewonnen werden. Dong Quai gibt es als Nahrungsergänzungsmittel. In speziellen Zubereitungen (sogenannter liposomaler Verkapselung) kann Dong-Quai-Extrakt auch in Körperpackungen zur Linderung des PMS eingesetzt werden.

Angelikawurzel Leider sind chinesische Präparate häufig zu schadstoffbelastet und werden deshalb von den Apotheken nicht angeboten. Da ist es gut, dass es für Dong Quai Ersatz aus unserem Raum gibt: die europäische Angelikawurzel (Angelica radix). Obwohl sie nicht genau dieselben Substanzen enthält, hat auch sie Wirkungen, die Frauen das PMS erleichtern: entkrampfend, leicht antidepressiv und schmerzlindernd. Empfohlen wird sie allerdings in erster Linie bei Verdauungsbeschwerden. Ein Nachteil ist, dass sie die Haut lichtempfindlicher macht, sodass sie bei UV-Bestrahlung zu Hautentzündungen führen kann. Das bedeutet: Während der Anwendung sollten Sie auf längere Sonnenbäder oder intensive UV-Bestrahlung verzichten. Falls Sie also gerne in die Sonne gehen, weichen Sie besser auf andere Präparate aus.

So wenden Sie das Mittel richtig an
Um eine Wirkung zu spüren, benötigen Sie täglich:
- 4,5 g Angelikawurzel oder
- 1,5 bis 3 g Flüssigauszug oder
- 1,5 g Tinktur oder
- 10 bis 20 Tropfen ätherisches Öl

Andere heimische Heilpflanzen

Zu den Heilpflanzen, die hierzulande in der Erfahrungsheilkunde schon seit ewigen Zeiten gegen „Frauenleiden" eingesetzt wurden, gehören auch Johanniskraut, Frauenmantel und Schafgarbe.

Eine wissenschaftliche Studie zeigte, dass durch die Einnahme von täglich 300 mg Johanniskraut über zwei Zyklen die typischen Symptome um 51 Prozent reduziert wurden. Allerdings wurden nur 19 Frauen an dieser Untersuchung beteiligt, sodass eine größere Studie zum endgültigen Beweis noch aussteht.

!

Auch heimische Heilpflanzen kommen beim PMS zum Einsatz.

Kräutertee gegen PMS

Je 100 g Frauenmantelkraut, Gänsefingerkraut und Schafgarbenblüten mischen. 3–4 EL der Mischung mit einem halben Liter kochendem Wasser überbrühen, fünf bis zehn Minuten ziehen lassen und dann absieben. Den Tee über den Tag verteilt trinken. Kurmäßig über mindestens drei Menstruationszyklen anwenden.

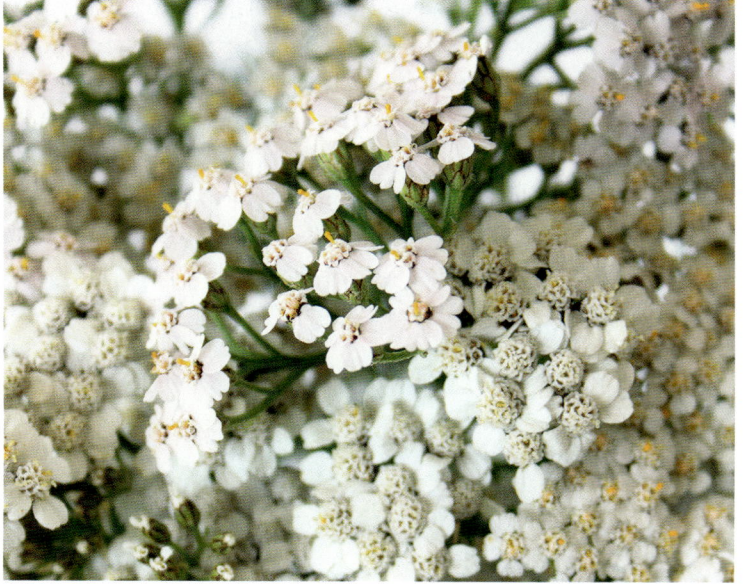

Die Blüten der Schafgarbe werden schon seit ewigen Zeiten zur Linderung von „Frauenleiden" eingesetzt.

Mexican Wild Yam

Mexican Wild Yam – die mexikanische wilde Jamswurzel – ist eine typische Regenwaldpflanze, die außerhalb ihres angestammten Lebensraumes nicht blüht. Sie enthält eine Substanz namens Diosgenin, eine Vorstufe des weiblichen Geschlechtshormons Progesteron, das die Basis für eine Vielzahl von steroidhaltigen Medikamenten wie der „Pille" bildet. Demnach wird die Wurzel als natürliches Verhütungsmittel eingesetzt.

Mexican Wild Yam dient jedoch den indigenen Frauen Nord-, Mittel- und Südamerikas nicht nur zur Verhütung – sie gilt auch als Heil- und Verjüngungspflanze. So sagt man, dass die Frauen von Naturvölkern, die das Pulver einnehmen, regelrecht aufblühen, ihren Körper und sein Hormongleichgewicht harmonisieren sowie sichtbar jünger werden. Von Nebenwirkungen ist dort keine Rede. Je nach Dosis eignet sich die Jamswurzel auch zur Linderung von Beschwerden, die im Rahmen des Prämenstruellen Syndroms auftreten.

Aber auch die Beschwerden der Wechseljahre kann man mit der „Wunderpflanze" lindern. Bevor eine Frau zu Wechseljahreshormonen greift, die nicht nur wegen der Krebsgefahr ins Gerede kamen, sollte sie der wilden Jamswurzel eine Chance geben.

Man beginnt mit einer niedrigen Dosis von etwa 400 mg täglich und steigert diese je nach Bedarf auf bis zu 1000 mg. Selbstverständlich verträgt sich die Einnahme von Drogen, Alkohol und Nikotin (auch starkes Passivrauchen) nicht gut mit der wilden Jamswurzel. Auch starke Medikamente (z. B. Herzmittel, Valium, Antibiotika) sowie der übermäßige Verzehr von Zucker, zuckerhaltigen Getränken und Süßigkeiten verschlechtern die Wirkung der Knolle. Sollten Sie zu dieser Personengruppe gehören, ein deutliches Übergewicht haben oder gerade an einer Entschlackungskur teilnehmen, muss Ihre tägliche Dosis höher liegen. Die wilde Jamswurzel ist auch als homöopathisches Mittel erhältlich.

!

In Naturvölkern nehmen die Frauen Mexican Wild Yam als Heil- und Anti-Aging-Mittel ein.

!

Mexican Wild Yam kann erfolgreich Wechseljahrs- und PMS-Beschwerden mildern.

!

Jamswurzel erhält man in Deutschland als Pulver, Kapseln und als homöopathisches Mittel.

Wirksame Pflanzenhelfer gegen einzelne PMS-Symptome

Auch gegen einzelne Beschwerden gibt es eine Reihe von erprobten Pflanzenheilmitteln. Es lohnt sich in jedem Fall, das eine oder andere auszuprobieren.

Spannungsschmerzen in der Brust

Der Fachbegriff für Spannungsgefühle bzw. Schmerzen in der Brust mit erhöhter Druckempfindlichkeit heißt Mastodynie. Durch Wassereinlagerungen und Ödeme kommt es zu einer Größenzunahme vor allem in der zweiten Zyklushälfte. Die Mastodynie gilt als Leitsymptom des Prämenstruellen Syndroms, kann jedoch auch isoliert auftreten.

Konventionell werden möglicherweise Entwässerungsmittel (Diuretika) verordnet, die die Urinmenge vergrößern. Allerdings können sie den Blutzucker ansteigen lassen und in der Folge zu einer verstärkten Fetteinlagerung führen. Einige Diuretika können überdies bewirken, dass die Nieren zu viel Kalzium ausscheiden, was zu einer Verminderung der Knochendichte beitragen kann. Falls Ihnen Ihr Arzt Diuretika empfiehlt, sollten Sie daher darauf achten, dass diese die Kalziumausscheidung nicht erhöhen.

> **!**
> Entwässerungsmittel sind nicht unbedingt hilfreich.

Ursache

Als Ursache für die schmerzhaften Brustschwellungen vermutet man eine Überproduktion des Hormons Prolaktin. Abnehmende Östradiol- und Progesteronspiegel sowie Stresssituationen können bei Frauen zu einer vermehrten Prolaktinausschüttung aus der Hypophyse führen. Natürliche Substanzen, die – wie Keuschlammfrüchte und Wolfstrappkraut – den Dopaminhaushalt beeinflussen, hemmen die Prolaktinausschüttung. Daher kommt es durch sie zu einer Besserung der Mastodynie.

!

Brustschwellungen werden durch ein hormonelles Ungleichgewicht ausgelöst.

Prof. Dr. med. Ingrid Gerhard vom Netzwerk Frauengesundheit erklärt, dass das Spannungsgefühl in der Brust ein deutliches Zeichen für ein Missverhältnis zwischen Östrogen und Progesteron ist. „Deshalb wirken sich auch hier pflanzliche und homöopathische Mittel mit Mönchspfeffer meist positiv aus. Am besten werden sie kontinuierlich über drei Monate oder immer in der zweiten Zyklushälfte eingenommen", erläutert sie.

Hilfreiche Maßnahmen

Außerdem werden unterstützend folgende Maßnahmen empfohlen:

- Der BH sollte gut sitzen, vor allem beim Sport. Jedoch sollten Sie, wenn die Beschwerden am schlimmsten sind, auf Sport – mit Ausnahme von Schwimmen – verzichten.
- Sorgen Sie für Entspannung, Ruhe und Erholung.
- Je nachdem, wie Sie sich fühlen, können kühle oder warme Brustauflagen helfen. So sind z. B. kühlende Brustwickel nach Kneipp empfehlenswert. Dafür verschüttet man kaltes Wasser mit wenigen Tropfen ätherischem Pfefferminzöl. In diese Mixtur taucht man ein grobes, poröses Leintuch (ca. 80 x 180 cm) und drückt es nur leicht aus, ohne es auszuwringen. Dieses straff anlegen, damit es von den Achselhöhlen bis unter den Rippenbogen reicht. Darüber ein ebenso großes Zwischentuch aus Leinen oder Baumwolle legen und mit einem Wolltuch abschließen. Diesen Wickel nach 20 bis 30 Minuten abnehmen und noch 30 Minuten ruhig liegen bleiben.
- Kühlende Brustauflagen aus Quark, Ringelblumen oder grüner Mineralerde können helfen.
- Trinken Sie viel. Werden die Nieren gut durchspült, kurbeln Sie damit die Flüssigkeitsausscheidung an.

Die folgenden Heilkräuter helfen erwiesenermaßen gegen Mastodynie:

Keuschlammfrüchte (Mönchspfeffer)

Keuschlammfrüchte können bei Brustschmerzen als alleiniges pflanzenheilkundes Mittel eingesetzt werden. Die Dauer der Therapie beträgt mindestens ein Vierteljahr. Dann aber können Sie in der Regel mit Beschwerdefreiheit oder zumindest mit einer deutlichen Besserung der Symptome rechnen. Ein Frauenarzt sollte vor der Anwendung des Präparats allerdings ausschließen, dass andere Gründe als das PMS die Probleme auslösen. Empfohlen wird auch ein wöchentlicher Wechsel von Keuschlammfrüchten und Wolfstrappkraut.

! Homöopathische Kombipräparate sind ebenfalls im Handel. Ihre Wirksamkeit wurde in Studien belegt.

30 bis 40 mg eines Extrakts aus Keuschlammfrüchten benötigen Sie täglich, die Sie als standardisiertes Fertigarzneimittel zu sich nehmen sollten. Sie erhalten es in Form von alkoholisch wässrigen Auszügen als Tinkturen (Tropfen) und als Trockenextrakte in Tabletten und Kapseln. Auch Frischpflanzenpresssäfte sind in der Apotheke erhältlich.

Wolfstrappkraut

Nachweislich wirkt Wolfstrappkraut (Lycopi herba) in Form von Tabletten sehr gut gegen den Spannungsschmerz in der Brust. Die Therapie sollte mit geringen Dosen begonnen werden, die anschließend ansteigen und schließlich in umgekehrter Reihenfolge wieder langsam abnehmen, um Reboundeffekte (siehe Lexikon) zu verhindern. Man erhält das Kraut als Fertigpräparat mit einer Tagesdosis von 1 bis 2 g für einen Teeaufguss. Ethanolischwässrige Extrakte sind allerdings wirkungsvoller (entsprechend 20 mg Extrakt).

! Bei Schilddrüsenproblemen fragen Sie vor der Einnahme unbedingt Ihren Arzt.

Wolftrappkraut-Tee

Für einen Tee 1 EL geschnittenes Kraut mit einer Tasse kochendem Wasser übergießen, 10 bis 20 Minuten ziehen lassen, dann absieben. Davon sollten Sie mehrmals täglich eine Tasse heiß trinken.

Schlafprobleme

Viele Frauen können in den Tagen vor den Tagen nur wenig schlafen und kommen schlecht zur Ruhe. Am Tag lässt ihre Konzentrationsfähigkeit zu wünschen übrig, sie fühlen sich ausgelaugt, abgeschlagen und sind traurig. Dadurch empfinden sie manche anderen Symptome des PMS als noch belastender. Aber es gibt viele Möglichkeiten, das zu bessern.

Allgemeine Maßnahmen

Folgendes hilft beim Ein- und/oder Durchschlafen ganz allgemein:

- Meiden Sie Alkohol, Nikotin und Koffein (Kaffee, Tee, Cola-Getränke). Gerade Alkohol, der zunächst entspannend wirkt, lässt Sie später schlechter durchschlafen. Koffein fördert die Stressanfälligkeit und kann zu Nervosität führen.
- Meiden Sie schweres, fettes Essen. Generell sollten Sie größere Mahlzeiten mindestens vier Stunden vor dem Schlafengehen einnehmen, da die Verdauungsaktivität den Schlaf unruhiger gestaltet. Am besten essen Sie am Abend kohlenhydratreich und wenig. Sie sollten jedoch auch nicht hungrig schlafen gehen.
- Achten Sie darauf, dass Ihre Füße schön warm sind. Ansteigende Fußbäder am Abend lassen Sie entspannt einschlafen. Eine Wärmflasche oder Heizdecke verhindert, dass Sie im Bett frieren.
- Gönnen Sie sich ein Einschlafbad mit Melissen-, Fichtennadel- oder Lavendelzusatz.
- Trinken Sie eine heiße oder warme Milch mit Mandelmus oder Honig. Die Kohlenhydrate des Honigs bewirken eine Insulinausscheidung. Dadurch wird das Tryptophan der Milch aus dem Blut ins Gehirn aufgenommen. Dort entsteht dann Serotonin mit seiner schlaffördernden und entspannenden Wirkung.

- Lebensmittel, welche die Aminosäure Tryptophan enthalten (siehe Seite 35), fördern bei manchen Menschen den Schlaf. Auch Tryptophan allein soll bei Schlafstörungen helfen. Man erhält es in dieser Funktion rezeptfrei in deutschen Apotheken, in der Schweiz und in Österreich ist es rezeptpflichtig. Eine Überdosierung ist zwar kaum möglich, da die Aminosäure bei höheren Konzentrationen vom Körper selbst wieder abgebaut wird. Jedoch ist eine ideale Dosierung oft schwer zu erreichen und sollte mit einem Arzt besprochen werden.
- Verzichten Sie auf Tagesschlaf und gehen Sie nicht zu früh ins Bett.
- Sorgen Sie tagsüber für regelmäßige Bewegung, die müde macht, vermeiden Sie aber anstrengende körperliche Aktivitäten kurz vor dem Zubettgehen.
- Sie sollten möglichst zur selben Zeit mit dem immer gleichen Ritual (etwa Abendtoilette, 10 Minuten lesen etc.) ins Bett gehen.
- Wachen Sie nachts auf und liegen mehr als 20 Minuten wach, stehen Sie besser auf und beschäftigen sich möglichst angenehm. Erst wieder ins Bett gehen, wenn Sie Müdigkeit verspüren.

Die folgenden Phytotherapeutika sind bei ausreichender Dosierung eine sehr gute Alternative zu synthetischen Schlafmitteln, da sie zu keiner Abhängigkeit führen und nebenwirkungsarm sind. Ein Problem ist, dass sie keine Sofortwirkung zeigen. Erst nach einer zweiwöchigen Einnahme können Sie mit einer Verbesserung der Schlafqualität und Tagesbefindlichkeit rechnen. Auch auf eine ausreichende Dosierung sollten Sie achten.

!

Vermutlich entsteht die schlaffördernde Wirkung der Hopfenzapfen durch Aktivierung des Melatonin-Rezeptors.

Hopfenzapfen

Hopfen dient auch medizinischen Zwecken, hauptsächlich als Beruhigungs- oder Schlafmittel, beispielsweise in der Aromatherapie. Dafür verwendet man die Hopfenzapfen (Lupuli strobulus) und die daraus gewonnenen Drüsenschuppen (Lupuli glandula). Man findet ätherische Öle und Bitterstoffe in ihnen: Humulon und Lupulon, aus denen während der Lagerung andere flüchtige Verbindungen entstehen. Letztere werden bei längerer Aufbewahrung in eine spezielle Verbindung umgewandelt, der man die stark beruhigende Wirkung der Pflanze zuschreibt. Auf diesen Wirkstoff geht vermutlich auch die bewährte Anwendung von Hopfenkissen zurück.

Hopfen enthält in geringen Mengen einen Inhaltsstoff mit Namen 8-Prenylnaringenin (8-PN). Dabei handelt es sich um ein Phytoöstrogen, also einen Pflanzeninhaltsstoff mit milder östrogener Wirkung. Und genau dieser Wirkstoff hat einen positiven Einfluss auf das Prämenstruelle Syndrom.

Hopfenzapfen werden als geschnittenes Heilkraut, Pulver oder Trockenextraktpulver für Aufgüsse und Abkochungen oder andere Zubereitungen angeboten. Auch flüssige und feste Varianten zum Einnehmen kennt man. Als Einzeldosis werden 0,5 g der Hopfenzapfen, mehrmals täglich, empfohlen. In Fertigarzneimitteln sollte – kombiniert mit Baldrian – der Hopfenextrakt in einer Konzentration von 10 bis 65 mg vorliegen, ohne Baldrian von 40 bis 90 mg Trockenextrakt (1 : 5–7).

Die in den Hopfenzapfen enthaltenen Phytoöstrogene haben einen positiven Einfluss auf PMS.

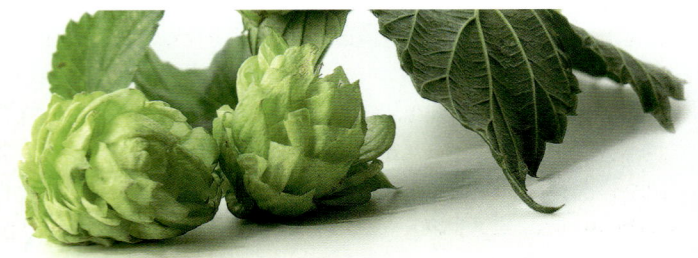

Hopfentee und Hopfenbad für erholsamen Schlaf

Für einen Tee übergießt man 1 bis 2 TL Hopfenzapfen mit einer Tasse siedendem Wasser und lässt das Ganze abgedeckt 10 bis 15 Minuten ziehen. Über den Tag 2 bis 3 Tassen trinken und vor dem Schlafengehen noch einmal eine Tasse frisch zubereiteten Tee zu sich nehmen. Allerdings schmeckt reiner Hopfentee nicht unbedingt gut, sodass es sich empfiehlt, ihn mit anderen beruhigenden Heilkräutern wie Melissenblättern, Lavendelblüten oder Passionsblumenkraut zu mischen.

Verwenden Sie Hopfen als Badezusatz, wird der Wirkstoff zumindest zum Teil über die Atemwege aufgenommen. Dafür 20 g Hopfenzapfen mit etwa 400 ml kochendem Wasser übergießen, 10 Minuten ziehen lassen, dann abseihen. Diesen Aufguss dem Badewasser zugeben und 30 Minuten vor dem Schlafengehen 20 Minuten darin baden. Fertig gibt es diesen Aufguss in Kombination mit Baldrianwurzel.

Baldrian

Im Volksmund wurde Baldrian (Valeriana officinalis) auch Katzenkraut genannt, da es aufgrund seines Geruchs Katzen anlockt. Das Kraut ist ein bewährtes Hausmittel gegen Nervosität und zählt zu den ältesten Heilmitteln mit beruhigender Wirkung (siehe auch Seite 107). Der Extrakt fördert das Ein- und Durchschlafen, macht aber tagsüber nicht müde. Seine Wirksamkeit wurde in mehr als einem Dutzend klinischer Studien belegt. Folgende Wirkungen sind gesichert:

- Abnahme der Hyperreaktivität (übermäßige Reaktion auf Reize)
- Verkürzung der Einschlafzeit
- Verbesserung der Schlafqualität mit Verminderung des nächtlichen Aufwachens
- Verbesserung der Tagesbefindlichkeit (nach zwei- bis vierwöchiger Therapie)

!

Baldrian stört weder den natürlichen Schlafrhythmus noch die für einen erholsamen Schlaf wichtigen REM- und Tiefschlafphasen.

!

In geringen Mengen hat Baldrian eine anregende Wirkung.

!

Es gibt auch Baldrianwein.

Ernsthafte Nebenwirkungen kennt man kaum, gelegentlich kann es jedoch zu einer Art Kater am Morgen nach der Einnahme kommen. Gegenanzeigen und Wechselwirkungen mit anderen Präparaten sind nicht bekannt. Weder die Fahrtüchtigkeit noch die Konzentrationsfähigkeit tagsüber wird beeinträchtigt.

Vorsichtig ist freilich bei ausländischen Baldrianprodukten angesagt. So erhielt nur der europäische Baldrian (Valeriana officinalis) eine positive Bewertung als Beruhigungsmittel für die Nacht. Dagegen sind der mexikanische (Valeriana edulis) und der indische Baldrian (Valeriana wallichii) Tagesberuhigungsmittel, die sich nicht zur Therapie von Einschlafstörungen eignen.

Man bekommt Baldrian als Trockenextrakt, Tee, Tinktur, Kapseln, Dragees, Presssaft und Badezusatz. Lesen Sie die Gebrauchsanweisung der Zubereitungen genau durch, denn in geringen Mengen hat Baldrian eine anregende Wirkung.

Zur Behandlung von Schlafstörungen ist eine tägliche Menge von 600 bis 1000 mg ethanolisch-wässrigem Baldrianwurzel-

Achten Sie genau auf die Dosierung der in Baldrianprodukten enthaltenen Wirkstoffen.

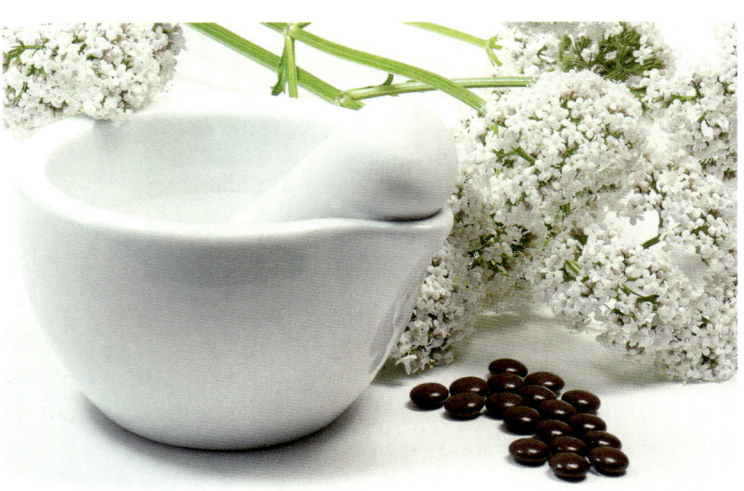

Trockenextrakt bzw. 2 bis 3 g getrocknete Baldrianwurzel nötig. Produkte, bei denen man diese Dosierung nicht erkennen kann, sollten Sie besser im Regal stehen lassen. Apotheken bieten in der Regel die Gewähr, dass Sie genügend Wirkstoff bekommen. Für Baldriantropfen liegt die passende Dosierung bei ½ bis 1 TL – z. B. auf einem Würfelzucker, besser in etwas Wasser. Die übliche Einnahme von 10 bis 20 Baldriantropfen (Baldriantinktur) ist zu wenig!

Baldriantee und Baldrianbad für die Nacht
2 TL Baldrianwurzel bzw. einen Aufgussbeutel mit ca. 1,5 g mit einer Tasse heißem Wasser übergießen und 5 Minuten abgedeckt ziehen lassen. 30 Minuten vor dem Schlafengehen 1 bis 2 Tassen trinken. Noch besser ist die Zubereitung als Kaltauszug. Dazu 1 bis 2 TL Baldrianwurzel mit einer Tasse Wasser übergießen, den Tee etwa zwölf Stunden ziehen lassen, absieben und auf Trinktemperatur erwärmen. In kleinen Schlucken trinken. Auch die Blüten ergeben einen Tee, der deutlich milder als die Wurzel wirkt und angenehmer riecht. Leider gibt es ihn meist nicht im Handel, das heißt, man muss die Blüten selbst suchen.
Für ein Vollbad 100 g zerkleinerte Baldrianwurzel mit 2 Liter Wasser heiß aufgießen, 10 Minuten ziehen lassen und absieben. Ein 20-minütiges Bad 30 bis 60 Minuten vor dem Schlafengehen bringt Sie direkt in Morpheus' Arme. Es gibt auch Fertigpräparate, teilweise kombiniert mit Hopfenzapfen und Melissenblättern.

Sinnvoll ist es auch, Baldrian mit anderen beruhigend wirkenden Drogen wie Hopfenzapfen, Passionsblumenkraut als Trockenauszug zu kombinieren. Auch Johanniskraut bietet sich an. Bei einer Einnahme von 1 oder 2 Tabletten Baldrianwurzel-Trockenextrakt und 600 mg Johanniskraut-Trockenextrakt beobachtete man sogar einen deutlich schnelleren Wirkungseintritt.

Baldrian ist ein Teamplayer. Im Verbund mit anderen Kräutern verstärken sich die Wirkungen gegenseitig.

Melissenblätter

Auszügen aus den Blättern der Zitronenmelisse (Melissae folium) wird eine milde beruhigende Wirkung nachgesagt. Sie sollen auch bei nervös bedingten Magen- und Darmbeschwerden Linderung bringen. Hauptwirkstoff der Pflanze ist ein intensiv nach Zitrone duftendes ätherisches Öl. Es wirkt beruhigend, krampflösend und antibakteriell.

In einer Studie wurde Melissen-Badezusatz in seiner Wirksamkeit für die Schlafqualität getestet. Dafür nahm man emulgiertes ätherisches Melissenöl mit dem Hauptinhaltsstoff Citronellöl, dessen beruhigender Effekt bekannt ist. Tatsächlich verbesserte sich dadurch die Schlafqualität. Sehr gute Ergebnisse wurden auch mit einer Kombination aus Melissenblättern und Baldrian

Melisse wird abends vor dem Schlafengehen als Teezubereitung oder Badezusatz angewendet.

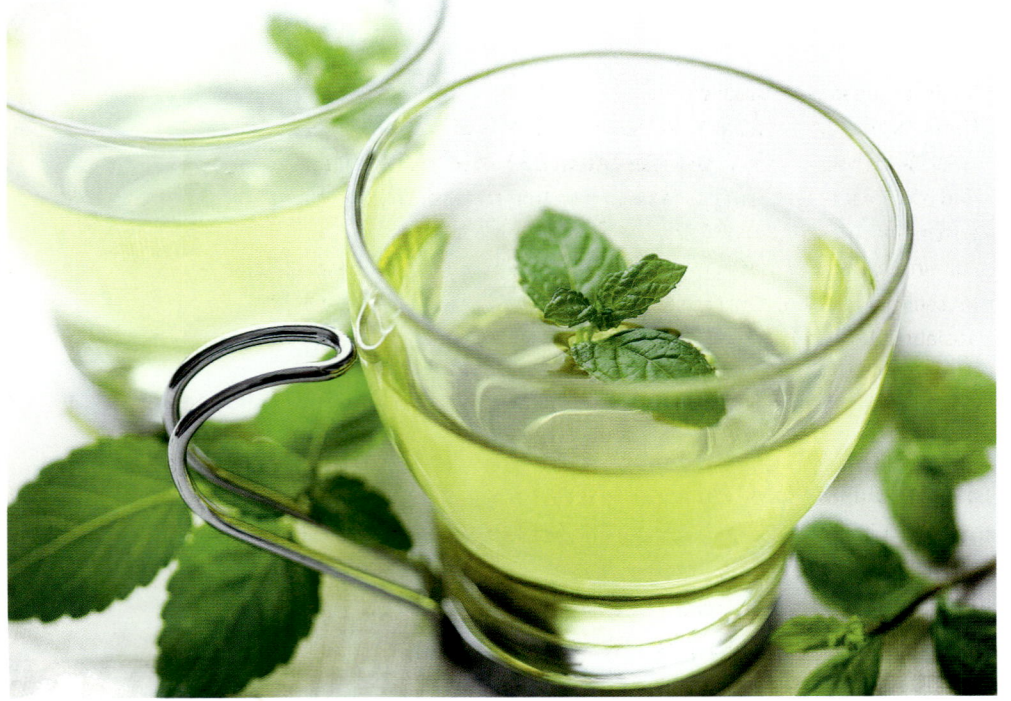

erzielt. 2124 Patienten mit Schlafstörungen, Ängstlichkeit, Nervosität und Erschöpfung wurden untersucht. Nach vierwöchiger Therapie wurde bei 60 bis 70 Prozent der Betroffenen ein Erfolg erzielt. Bereits nach 7 Tagen schliefen mehr als zwei Drittel der Betroffenen wieder besser, in einigen Fällen sogar völlig beschwerdefrei. 82 Prozent der Patienten und 86 Prozent der Ärzte beurteilten die Wirksamkeit als sehr gut.

1,5 bis 4,5 g Melissenblätter entspricht der empfohlenen Tagesdosis. Auch als Frischpflanzenpresssaft ist das Heilkraut im Handel. Damit werden die empfohlenen Mengen von 80 bis 100 mg Trockenextrakt pro Dosis ebenfalls gut erreicht. Dieser Presssaft enthält mehr pharmakologisch aktives ätherisches Öl als Melissentee und ist damit wirksamer. Gegenanzeigen, Neben- oder Wechselwirkungen mit anderen Substanzen kennt man nicht.

Melissentee und Melissenbad

Für einen Tee 2 TL geschnittene Melissenblätter (1,5 bis 4,5 g) mit einer Tasse kochendem Wasser übergießen, 5 Minuten ziehen lassen und anschließend absieben. Abends bzw. mehrmals täglich trinken. Frische Blätter schmecken besser als getrocknete.

Für ein Beruhigungsbad 20 g Melissenblätter mit 400 ml kochendem Wasser übergießen, dann 10 Minuten ziehen lassen und anschließend absieben. Diesen Aufguss 30 bis 60 Minuten vor dem Schlafengehen dem Badewasser zugeben und 20 Minuten darin entspannen.

Lavendelblüten

Lavendelblüten (Lavandulae flos) enthalten ein ätherisches Öl mit leicht beruhigenden Eigenschaften. Man setzt es bei Unruhe, gegen Nervosität und Schlaflosigkeit ein. Studien zeigten, dass der Wirkstoff seine entspannende Wirkung besonders gut entfaltet, wenn er eingeatmet wird. Als Tagesdosis werden 3 bis 5 g Lavendelblüten empfohlen.

!

Besonders beruhigend wirkt das ätherische Öl, wenn man es einatmet.

Man verwendet Lavendel innerlich als Tee oder auch das ätherische Öl in Tropfenform. Vor dem Schlafengehen können Sie 1 bis 4 Tropfen (ca. 20 bis 80 mg) des ätherischen Lavendelblütenöls auf einem Stück Würfelzucker einnehmen. Äußerlich kommt Lavendelöl als Badezusatz, Einreibung oder als Wickel zum Einsatz. Für einen Wickel das Lavendelöl in pflanzlichem Öl (10-prozentig) lösen. Es wirkt herrlich entspannend, wenn Sie sich vor dem Schlafengehen mit Lavendelöl eincremen. Auch Massagen mit Lavendelöl helfen ganz offensichtlich, sogar gegen depressive Verstimmungen – und sind somit ideal gegen das PMS.

Lavendeltee und Lavendelbad

Für einen Tee 1 bis 2 TL Lavendelblüten mit einer Tasse heißem Wasser übergießen, ungefähr 5 Minuten abgedeckt ziehen lassen und dann absieben. Am Abend 1 bis 2 Tassen trinken. Wirkungsvoll sind auch Kombinationen mit anderen beruhigenden Heilkräutern wie Hopfenzapfen, Passionsblumenkraut oder Baldrianwurzel.
Diese zu gleichen Teilen mischen und als Tee zubereiten.
Für ein Vollbad 100 g Lavendelblüten mit 2 Liter Wasser überbrühen, 5 Minuten ziehen lassen und absieben. Den Aufguss 30 bis 60 Minuten vor dem Schlafengehen zu einem Vollbad geben und 20 Minuten darin entspannen. Achten Sie dabei auf DAB-Lavendelöl (DAB = Deutsches Arzneibuch) mit einem Mindestgehalt von 32 Prozent Linalylacetat. Es gibt auch fertige Beruhigungs- oder Nervenbäder, die Lavendelblüten mit anderen Heilkräutern wie Melissenblätter kombinieren.

Für Lavendelblüten sind weder Gegenanzeigen noch Nebenwirkungen oder Wechselwirkungen mit anderen Substanzen bekannt.

Teemischungen

Häufig schmeckt ein Tee besser, wenn er nicht nur aus einem Kraut gebraut wird, sondern aus einer Mischung mehrerer Heilpflanzen.

Standardisierte Teemischungen gegen Schlafstörungen und innere Unruhe

Es gibt bewährte standardisierte Teemischungen gegen Schlafstörungen. Dabei bilden wissenschaftliche Erkenntnisse, die es auch für natürliche Heilmethoden gibt, die Basis. Folgende Kombinationen empfiehlt der Phytotherapeut Prof. Dr. Schilcher:

Baldrianwurzel und Hopfenzapfen
Je 50 g Baldrianwurzel und Hopfenzapfen mischen, davon je 1 TL bis 1 EL mit kochendem Wasser übergießen und 5 bis 10 Minuten ziehen lassen, dann absieben. Davon können Sie mehrmals täglich 1 Tasse trinken und zusätzlich 30 bis 60 Minuten vor dem Schlafengehen 1 bis 2 Tassen.

Baldrianwurzel, Hopfenzapfen und Melissenblätter
40 g Baldrianwurzel mit 30 g Hopfenzapfen und 50 g Melissenblättern mischen, 1 EL davon mit 150 ml kochendem Wasser übergießen, 5 bis 10 Minuten ziehen lassen und absieben. 2 bis 4 Tassen über den Tag verteilt trinken, 2 Tassen 30 bis 60 Minuten vor dem Schlafengehen.

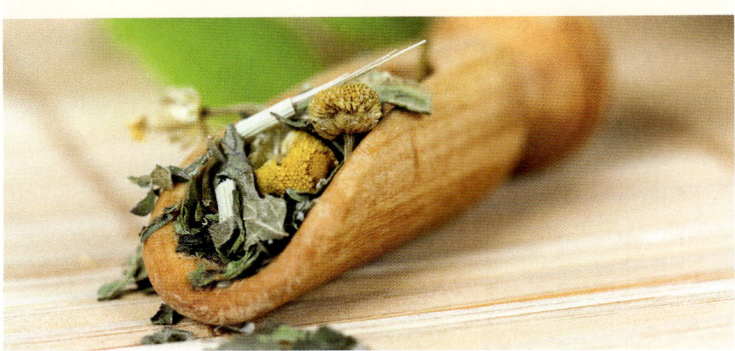

Die Mischungen schmecken in der Regel besser als der Tee aus einem einzelnen Heilkraut.

Teemischungen aus der Erfahrungsheilkunde

Die folgenden Teerezepturen sind zwar aus Erfahrung gut, jedoch nicht wissenschaftlich untersucht. Man trinkt sie bei Einschlaf-störungen am besten ca. 30 bis 60 Minuten vor dem Schlafengehen. Die Mischungen schmecken in der Regel besser als der Tee aus einem einzelnen Heilkraut. Ob die jeweiligen Mixturen helfen, müssen Sie an sich selbst testen.

Beruhigungstee I
40 g Baldrianwurzel, 20 g Hopfenzapfen, je 15 g Melissen- und Pfefferminzblätter und 10 g Pomeranzenschalen mischen und für eine Tasse 1 gehäuften TL mit ca. 150 ml kochendem Wasser übergießen, ca. 10 Minuten ziehen lassen und absieben.
Bis zu 5 Tassen frisch zubereiteten Tee über den Tag verteilt trinken, vor allem am Abend 2 Tassen etwa 30 bis 60 Minuten vor dem Schlafengehen. Durch die Pfefferminzblätter und Pomeranzen-schalen schmeckt der Tee sehr gut; obendrein hat er sich gegen Schlafstörungen bewährt.

Beruhigungstee II
40 g Baldrianwurzel sowie je 30 g Passionsblumenkraut und Melissenblätter mischen. Für eine Tasse 1 gehäuften TL der Teemischung mit 150 ml kochendem Wasser übergießen und ca. 10 Minuten ziehen lassen, dann absieben.
Bis zu 5 Tassen frisch zubereiteten Tee über den Tag verteilt trinken, vor allem am Abend 2 Tassen, etwa 30 bis 60 Minuten vor dem Schlafengehen.

Beruhigungstee III
Je 30 g Passionsblumenkraut, Lavendelblüten, Melissenblätter und 10 g Johanniskraut mischen. Für eine Tasse 1 gehäuften TL Teemi-schung mit ca. 150 ml kochendem Wasser übergießen, ca. 10 Minuten ziehen lassen und absieben.
Bis zu 5 Tassen des frisch bereiteten Tees über den Tag verteilt trinken.

Johanniskraut

Die Pflanzenauszüge von Johanniskraut (Hyperici herba) lindern zwar eigentlich keine Schlafstörungen, doch hellen sie die Stimmung auf. Frauen, die aufgrund von depressiven Verstimmungen während des PMS nicht schlafen können, kann Johanniskraut deshalb helfen. Bei Studien, in deren Rahmen die Teilnehmer im Tagesverlauf etwa 900 mg eines speziellen Johanniskrautextrakts erhielten, zeigte sich, dass das Kraut bei depressiven Störungen eines bestimmten Schweregrads ähnlich effektiv wirkt wie ein herkömmliches chemisches Antidepressivum.

Um einen Effekt zu erzielen, empfiehlt sich eine kurmäßige Anwendung über mehrere Wochen mit einem standardisierten Fertigpräparat. Vorsichtshalber sollten Sie den Arzt fragen, wenn Sie gleichzeitig andere Medikamente einnehmen, damit es nicht zu unerwünschten Wechselwirkungen kommt.

Nehmen Sie täglich dreimal 300 mg Johanniskrautextrakt, so können Sie sicher sein, dass dadurch der Tiefschlafanteil zunimmt und Sie dadurch tagsüber nicht müde sind. Diese Menge genügt auch, um leichte depressive Störungen zu mildern. Am besten verteilen Sie die Dosis auf zwei Portionen und nehmen das Präparat immer zur selben Tageszeit ein. 300 bis 600 mg Extrakt helfen nur bei einer sehr leichten Verstimmung oder um die mit einer höheren Dosierung erreichte Verbesserung zu erhalten. Ob Sie mit einem Johanniskrautpräparat Erfolg haben, lässt sich frühestens nach zwei bis vier Wochen beurteilen. Ist nach vier bis sechs Wochen keine Besserung in Sicht, sollten Sie eine andere Behandlung erwägen.

! Sind Ihre Schlafstörungen bedingt durch depressive Verstimmungen, kann Ihnen Johanniskraut helfen.

! Während der Einnahme sollten Sie intensive UV-Strahlen meiden. Also Vorsicht mit Sonne und Solarium!

Johanniskrauttee

Man kann die Behandlung von Nervosität und Unruhe mit einem Tee unterstützen. Für eine Tasse 1 bis 2 g zerkleinertes Kraut mit 150 ml kochendem Wasser übergießen, 5 bis 10 Minuten ziehen lassen, absieben. Morgens und abends langsam schluckweise trinken.

Unreine Haut

Die lästigen Pusteln, die bevorzugt vor Beginn der Tage im Rahmen des PMS auftreten, können Sie mit pflanzlichen Mitteln etwas eindämmen. Einige Mittel sind auch wissenschaftlich untersucht, z. B. die Mahonienrinde zur äußeren Anwendung.

Allgemeine Maßnahmen

Ihre Haut dankt es Ihnen, wenn Sie die folgenden Punkte beherzigen:

- Entfernen Sie den fettigen Film auf der Haut mit saugfähigen Kosmetiktüchern.
- Wenn es zeitlich irgendwie einzurichten ist: Reinigen Sie die Haut mehrmals täglich mit sauren Syndets (seifenfreie Zubereitungen aus hautverträglichen waschaktiven Substanzen) mit entfettender Wirkung.
- Besser als hochprozentige Lösungen von über 50 % sind Abreibungen mit verdünnten alkoholischen Lösungen von 30 Vol.-% Alkohol.
- Obwohl davon abgeraten wird, drücken die meisten doch an den Pickeln herum. Das Problem dabei ist, dass sich feine Risse in den Pickeln bilden, die bis in die tieferen Schichten der Haut gehen – wodurch die Akne erst richtig aufblüht. Damit das nicht passiert, weichen Sie den betroffenen Hautbereich zuerst mit einer heißen Kompresse 10 Minuten auf. Dann können Sie die Mitesser mit einem sogenannten Komedonenquetscher ausdrücken.
- Hautcreme und Make-up sollten möglichst wenig Fett enthalten. Nehmen Sie besser Produkte auf wässriger Grundlage, diese verstopfen die Hautporen nicht.
- Bevorzugen Sie als Sonnenschutzmittel eine Milch oder ein Gel, denn in Cremes und Ölen ist zu viel Fett enthalten.
- Obwohl der Einfluss der Ernährung auf Akne nicht belegt ist, schadet es der Haut nicht, wenn Sie sich fettarm, ohne Fast-

!

Tun Sie Ihrer Haut den Gefallen und drücken Sie nicht an Ihren Pickeln herum.

Food-Produkte, scharfe Gewürze und Genussmittel (weniger Schokolade!) ernähren. Ziehen Sie frisches Obst und Gemüse vor.

• Nehmen Sie sich öfter mal Zeit für sich, um Ihrer Seele etwas Gutes zu tun.

Mahonienrinde

Die homöopathische Mahonienrinden-Urtinktur (Mahoniae aquifolii cortex) wirkt gegen Bakterien, insbesondere einen der Akneauslöser: Corynebacterium acnes. Sie reduziert die übermäßige Verhornung der Haut, normalisiert die Talgdrüsenüberfunktion und lindert die Entzündung.

Man kann Mahonienrinde als homöopathische Tinktur mit der Potenz D2 einnehmen, unterstützend wirken Cremes mit Urtinktur in 10-prozentiger Konzentration. Sie sollten auf einen Gehalt des Wirkstoffes Berberin von 1 Prozent eingestellt sein, die auch fertig zu kaufen sind. Diese Konzentration genügt bereits, um gegen alle Stämme von Propionibacterium acnes wirksam zu sein. Propionibakterien sind in allen Mitessern enthalten. Sie bilden aus Fett Fettsäuren und setzen Stoffe frei, die im umgebenden Gewebe eine Entzündung auslösen können. Dadurch können sich aus den harmlos aussehenden Pickeln innerhalb kurzer Zeit gerötete Knötchen oder Pusteln bilden, da sich die Talgdrüsen in der Haut heftig entzünden.

Es ist bewiesen, dass Substanzen der Mahonienrinde durch die Haut aufgenommen werden. Zu Beginn der Anwendung sind leichte Hautrötungen oder Brennen möglich. Diese Probleme klingen jedoch nach kurzer Zeit spontan ab. Allergische Reaktionen sind selten. Ungeduldig werden sollten Sie aber nicht, da die sichtbare Wirkung unter Umständen erst nach einer Anwendungszeit von 14 Tagen eintritt.

!

Die Urtinktur hat vor allem Bakterien im Visier, die Akne auslösen.

Propolis

Propolis (Kittharz der Honigbienen, Apis mellifera) kommt in der Erfahrungsheilkunde osteuropäischer Länder sowie in der ärztlichen Naturheilkunde eine große Bedeutung zu. Es wirkt gegen zahlreiche Bakterienarten und stimuliert das Immunsystem.

Man verwendet Propolis als homöopathische Urtinktur, die mit 70-prozentigem Alkohol hergestellt ist und mit der Sie die Pickel mehrmals täglich mit 5 bis 10 Tropfen betupfen. Um eine mögliche allergische Reaktion zu verhindern, testen Sie das Präparat vorsichtshalber erst 24 bis 48 Stunden in der Armbeuge. Sollte sich die Haut dann röten, verzichten Sie auf die Anwendung.

Das Kittharz ist auch als 10-prozentige Salbe erhältlich, die Sie ein- bis zweimal täglich auftragen.

Australisches Teebaumöl

Teebaumöl (Melaleucae alternifoliae aetheroleum) wirkt antientzündlich, tötet einige Bakterien- sowie Pilzarten ab und hemmt das Wachstum einiger Virenarten wie Herpes. In einer Studie wurde das nach dem strengen australischen Arzneibuch hergestellte 5-prozentige Teebaumöl-Gel an 124 Patienten mit leichter bis mittelschwerer Akne im Vergleich zur Benzoylperoxid-Lösung untersucht. Es zeigte sich, dass beide Mittel die Aknesymptome lindern konnten. Es dauerte zwar etwas länger, bis beim Teebaumöl die Wirkung eintrat, doch ist das Öl auch besser verträglich.

!

Es sind auch Teebaumöl-Pickelstifte im Handel erhältlich.

Man erhält verdünntes Teebaumöl nach dem australischen Standard (1 : 1 verdünnt mit anderen Ölen, am besten Mandelöl), 5-prozentiges Teebaumöl-Gel oder 10-prozentige Teebaumöl-Creme, die Sie ein- bis zweimal täglich kleinflächig direkt auf die betroffenen Stellen auftragen. Wenn keine allergischen Reaktionen auftreten, sollten Sie das Öl bis zu dreimal täglich anwenden. In der entsprechenden Verdünnung erhält man leider kein Fertigpräparat, man muss es sich also in der Apotheke mischen lassen.

Die Allergiequote liegt zwischen 1 und 5 Prozent, vor allem bei zu lange oder falsch gelagertem Öl treten allergische Reaktionen auf. Um herauszufinden, ob Sie darauf allergisch reagieren, tragen Sie das Öl an einer kaum sichtbaren Stelle auf und kontrollieren nach 24 oder 48 Stunden, ob eine Rötung aufgetreten ist. Falls ja, weichen Sie auf ein anderes Präparat aus. Verwenden Sie nur Teebaumöle von gesicherter hoher Qualität, wie man sie in Apotheken erhält. Sie sollten gemäß dem „Internationalen Standard ISO 4730" oder dem „Australischen Standard 2782-1985" hergestellt sein. Da Fälschungen auf dem Markt sind, bei denen andere Pflanzenarten verwendet werden, ist gute Qualität wirklich wichtig. Manche Präparate sind auch mit Pestiziden belastet.

Bewahren Sie das Öl unbedingt luftdicht verschlossen und dunkel auf. Bei Sauerstoff- und Sonnenlichteinwirkung treten unerwünschte Reaktionsprodukte auf, die die Gefahr einer allergischen Reaktion erhöhen.

> **!**
>
> Achten Sie auf gute Qualität, denn es sind auch Teebaumöl-Fälschungen auf dem Markt.

Ylang-Ylang

Der Ylang-Ylang-Baum wächst im südostasiatischen Regenwald. Seine ursprüngliche Heimat ist Indonesien und die Philippinen, doch inzwischen wird er vor allem in Madagaskar angebaut. Durch Destillation wird das äußerst wertvolle ätherische Ylang-Ylang-Öl (Oleum annonae) gewonnen. Um 100 g Öl zu gewinnen, benötigt man 30 bis 40 kg Blüten!

Ylang-Ylang-Öl schützt die Haut, beseitigt Ekzeme sowie Akne allgemein und wird bei Kopfhautproblemen wie Schuppen und fettigem Haar eingesetzt. Tropfen Sie etwas Ylang-Ylang-Öl auf einen Wattebausch oder -pad und tragen Sie es auf die lästigen Pickel und Mitesser auf. Um eine mögliche Allergie auszuschließen, machen Sie zuerst einen Test auf der Innenseite des Ellenbogens.

> **!**
>
> Die wertvollen ätherischen Öle werden auch in den feinsten französischen Parfüms eingesetzt.

!

Gegen unreine Haut hilft medizinische Hefe.

Hefe

Gegen unreine Haut hilft auch die Einnahme von Hefe in Form von Nahrungsergänzung, etwa Hefeflocken, oder besser als medizinische Hefe. Hier kommt entweder getrocknete Bierhefe der Hefeart Saccharomyces cerevisiae oder die lebensfähige Spezialtrockenhefe der Hefeart Saccharomyces boulardii infrage. Beide Hefearten werden von der Wissenschaft als unterstützende Aknebehandlung empfohlen. Hefe ist außerdem ein guter Vitamin-B_6-Lieferant, ein Vitamin, das sowieso beim PMS angeraten wird. Die Hefen können unter anderem verschiedene Bakterien blockieren, indem sie deren sogenannte Fimbrien verkleben; das sind äußere Anhängsel der Bakterienzellen, die ihnen ein Festhaften auf der Unterlage ermöglichen. Bekommen Sie nach der Einnahme von Hefe Migräne oder Blähungen, lassen Sie diese besser weg. Normalerweise wird als Dosierung 6 g täglich empfohlen, bei einem Vitamin-B-Mangel erhöht man sogar auf 10 bis 20 g. Entsprechende Präparate erhalten Sie in der Apotheke und in Reformhäusern.

Xylit

Auch der natürliche Zuckeralkohol Xylit kann die Hautprobleme lindern. Man nimmt etwa einen Teelöffel davon und verteilt ihn in etwa 100 ml der Gesichtsreinigungsflüssigkeit. Alternativ löst man Xylit in Wasser auf und trägt die frische Lösung mithilfe eines Wattebauschs auf die Haut auf. Man bekommt den Zuckeralkohol eventuell im Naturkostladen oder Reformhaus, in der Apotheke oder über das Internet.

Kopfschmerzen

Kopfschmerzen können ganz schön mürbe machen. Statt mit Schmerzmitteln können Sie versuchen, Ihrem Kopfweh mit natürlichen Mitteln zu Leibe zu rücken. Relativ einfach und harmlos aufgrund nicht vorhandener Nebenwirkungen ist äußerlich angewandtes ätherisches Pfefferminzöl. Auch Teufelskrallenwurzeln und Weidenrindenpräparate können in Einzelfällen helfen – zumindest ist es möglich, damit die Dosis der chemisch-synthetischen Präparate zu reduzieren.

Rezeptfreie konventionelle Schmerzmittel sollten Sie nicht länger als drei Tage hintereinander und nicht öfter als zehn Tage im Monat einnehmen. Eine dauerhafte Einnahme macht abhängig und kann sogar einen medikamentenbedingten Kopfschmerz auslösen. Auch Nierenschäden können – insbesondere bei Kombinationspräparaten – nicht ausgeschlossen werden, vor allem, wenn die Niere vorgeschädigt ist.

!

Der Griff zur Kopfschmerztablette sollte keinesfalls zur Gewohnheit werden.

Allgemeine Maßnahmen

Bevor Sie Kopfschmerzen mit einem Präparat behandeln – und sei es auch noch so harmlos wie die folgenden – sollten Sie folgende Tipps beherzigen:

- Trinken Sie keinen Alkohol und rauchen Sie nicht.
- Achten Sie auf ausreichenden Schlaf.
- Treiben Sie Sport.
- Geben Sie basenreicher Kost wie Kartoffeln und Gemüse den Vorzug.
- Erlernen Sie Entspannungsverfahren (siehe Seite 129).
- Probieren Sie Kneipp-Anwendungen aus, z. B. kalte Armbäder oder Armgüsse abwechselnd an beiden Armen.

Südafrikanische Teufelskrallenwurzel

Die Teufelskralle (Harpagophyti radix), von der die medizinisch verwendeten getrockneten Wurzeln stammen, ist ein südafrikanischer Strauch. In den Wurzeln fand man Inhaltsstoffe mit entzündungshemmender und schmerzstillender Wirkung.

Zu dieser Pflanze existieren bezüglich Kopfschmerzen zwar keine klinischen Studien, aber sehr gute Erfahrungswerte. Man stellte auch positive Effekte auf Schmerzen im Bewegungssystem fest. Für die Behandlung von Gelenkbeschwerden, wie sie beim

!

Auch bei Schmerzen im Iliosakralgelenk kann die Wurzel gute Dienste leisten.

Iliosakralgelenk (die gelenkige Verbindung zwischen dem Kreuzbein und dem Darmbein) im Rahmen des PMS auftreten, ist die Wurzel sinnvoll.

Pro Tag benötigen Sie 4,5 g der Wurzel bzw. 50 bis 100 mg ihres Inhaltsstoffes Harpagosid. Falls Ihnen der Tee gar nicht schmeckt, gibt es auch Tabletten und Kapseln mit Teufelskrallenwurzel. Möchten Sie die Wurzel längere Zeit einnehmen, sollten Sie einen Arzt hinzuziehen.

Teufelskrallentee
1 EL fein geschnittene Wurzel mit zwei Tassen kochendem Wasser übergießen, 8 Stunden bei Raumtemperatur stehen lassen und absieben. Von diesem Tee sollten Sie kurz vor den Mahlzeiten jeweils ein Drittel warm trinken.

Achtung: Bei einem Magen- oder Zwölffingerdarmgeschwür dürfen Sie die Teufelskrallenwurzel nicht einnehmen, bei Gallensteinen sollten Sie besser einen Arzt fragen. Rötet sich die Haut oder juckt, kann es sein, dass Sie auf die Wurzel allergisch reagieren, dann sofort absetzen. Sind die Probleme nicht innerhalb von vier Tagen verschwunden, suchen Sie einen Arzt auf. Sind diese Beschwerden stark, rufen Sie den Notarzt, denn in diesem Fall kann die Allergie lebensbedrohlich sein.

Weidenrinde
In der Rinde der Weide (Salicis cortex) ist ein Wirkstoff enthalten, der im Körper zu Salizylsäure umgewandelt wird. Diese Säure ist auch in konventionellen Schmerzmitteln enthalten, wirkt fiebersenkend, reduziert Schmerzen und hemmt Entzündungen. In Studien war der Effekt des Weidenrindenextrakts auch tatsächlich mit der Wirkung einer geringen Dosis der wertvollen Säure allein vergleichbar und die unerwünschten Wirkungen waren dabei sogar geringer.

Um gegen Kopfschmerzen etwas auszurichten, benötigen Sie 180 bis 240 mg Salicin, den Inhaltsstoff der Weidenrinde. Um diese Menge zu erreichen, verwenden Sie 8 bis 15 g Weidenrinde pro Tag in einem Tee. Weidenrinde sollten Sie nur vorübergehend zu sich nehmen, eben wenn beim PMS kurzzeitig Kopfschmerzen auftreten. Halten die Schmerzen an, gehen Sie besser zum Arzt.

! Weidenrinde bitte nur kurzzeitig einnehmen!

Weidenrindentee
1 TL fein geschnittene Rinde mit einer Tasse kochendem Wasser übergießen, etwa 20 Minuten ziehen lassen und absieben. Davon mehrmals täglich eine Tasse heiß trinken.

Im Gegensatz zur Azetylsalizylsäure, die in üblichen Medikamenten enthalten ist, hemmt Weidenrindenauszug nicht die Blutgerinnung. Doch kann es bei wenigen Anwenderinnen zu einer allergischen Reaktion kommen. Juckt also die Haut oder rötet sich verstärkt, müssen Sie die Behandlung abbrechen. Sind die Beschwerden nach vier Tagen nicht verschwunden, suchen Sie einen Arzt auf. Auch wenn Ihnen nach dem Genuss des Weidenrindenextrakts übel wird, dürfen Sie das Heilkraut nicht mehr verwenden. Möglicherweise sollte auch Kortison nicht gleichzeitig eingenommen werden. Die Wirkung von harntreibenden Mitteln kann reduziert sein.

Achtung: Asthmakranke und Frauen mit krampfartig verengten Bronchien dürfen Weidenrindenpräparate nicht anwenden.

! Eine Kombination mit Kolasamen ist sinnvoll und auch als fertige Mischung erhältlich.

Pfefferminzöl
Der Hauptinhaltsstoff der Pfefferminze (Menthae piperitae aetheroleum) ist Menthol. Es dringt nach dem Auftragen des Öls in die Haut ein und erregt dort die Kälterezeptoren. Der kühlende Effekt von Menthol führt zu einer Schmerzlinderung, weil die Reizung jener Nervenfasern, die die Kälteempfindung aufnehmen, im Ge-

hirn die Schmerzempfindung blockiert. Außerdem wirkt das Pflanzenöl entspannend auf die Muskulatur und steigert die Durchblutung. Einer der Vorteile gegenüber konventionellen Kopfschmerzmitteln ist, dass es auch bei häufiger Anwendung keine Kopfschmerzen hervorrufen kann. Wechselwirkungen mit anderen Substanzen kennt man nicht.

> !
> Pfefferminzöl wirkt wie zwei Kapseln eines üblichen Schmerzmittels.

Im Rahmen einer Studie fand man bei Pfefferminzöl heraus, dass sich der Kopfschmerz bereits 15 Minuten nach dem Einreiben von Stirn und Schläfen deutlich verringerte und das Öl genauso wirksam war wie zwei Kapseln eines üblichen Schmerzmittels. Auch in anderen Studien waren die konventionellen Präparate nicht besser als Pfefferminzöl.

Pfefferminzöl wirkt annähernd wie das Medikament Paracetamol und kann durchaus zur alleinigen Therapie empfohlen werden. Reicht seine Wirkung nicht aus, so kann es auch mit Paracetamol und ASS (Azetylsalizylsäure) kombiniert werden – Sie können dann möglicherweise deren Dosis reduzieren. Vor allem bei akut auftretenden Kopfschmerzen bringt die äußere Anwendung von Pfefferminzöl Linderung.

Achtung: Bei Problemen mit der Galle, bei Säuglingen und Kleinkindern darf Pfefferminzöl nicht angewendet werden.

> !
> Achten Sie auf Arzneibuchqualität. Das Öl darf nicht mit billigem Minzöl verschnitten sein.

Da die Inhaltsstoffe der Pfefferminze variieren, sollten Sie nur Arzneibuch-Pfefferminzöl kaufen. Es sollte auch zu erkennen sein, dass die Pflanze nicht mit Pestiziden behandelt wurde. Bei einem billigen Präparat müssen Sie darauf achten, dass es nicht mit dem kostengünstigeren Minzöl verschnitten wurde.

Die erforderliche Konzentration beträgt 5 bis 20 Prozent ätherisches Öl. Bei einer ethanolischen Lösung sollte diese mindestens 10 Prozent Pfefferminzöl enthalten. Entsprechende Präparate erhalten Sie in der Apotheke. Achten Sie darauf, dass der Mentholgehalt 20 Prozent nicht übersteigt, da sonst auch eine gegenteilige, nämlich eine erhöhte Schmerzempfindlichkeit, möglich ist.

Ingwer

Ingwer (Zingiber officinale) bildet eine Staude, deren Aussehen Schilf ähnlich ist. Die Wurzeln sind knollig verdickt und bilden einen Wurzelstock. Eigentlich handelt es sich dabei nicht um eine Wurzel, sondern um ein Rhizom. Diese „Pseudowurzel" wird als einziger Teil der Pflanze genutzt. In den Regenwäldern Perus wird der gelbe Bio-Ingwer gezogen. Er hat im Vergleich zum weißen höhere Qualität und einen besseren Geschmack.

Generell schmecken Ingwerwurzeln brennend scharf. Dies geht auf ihren Inhaltsstoff, das scharfe Gingerol, zurück. Außerdem enthalten sie ätherische Öle und Stärke. Das Gingerol ähnelt im chemischen Aufbau demjenigen „normaler" Kopfschmerztabletten. Entsprechend ähnlich wirkt das Gewürz. Ein Tee aus dem Absud von frischen Knollenstückchen, einige Tage lang getrunken, soll sogar besser helfen als die Tabletten.

> **!**
>
> Tee kann u. U. besser helfen als Tabletten.

Ingwertee
Für eine Tasse Tee 1 TL Ingwerknollenstückchen mit 150 ml heißem Wasser übergießen, 5 Minuten ziehen lassen, dann abseihen. Über den Tag verteilt 3 Tassen schluckweise trinken.

Ein Tee aus frischem Ingwer hilft gegen Kopfschmerzen.

Migräne

Auch Migräne kann im Rahmen des PMS vorkommen. Sie definiert sich als anfallsweiser, oft morgens einsetzender klopfender Halbseitenkopfschmerz, der mit Übelkeit und Erbrechen, Appetitlosigkeit, Lichtscheue, Geräuschempfindlichkeit sowie eventuell mit Schwitzen, Durchfall, Schwindel und anderen Symptomen einhergeht. Bewegung verschlimmert die Schmerzen meistens. Für diese Attacken können Sie die beschriebenen Heilkräuter versuchen, leider jedoch reichen sie so manches Mal nicht aus und Sie müssen Präparate einnehmen, die nur ein Arzt verschreiben kann. Dennoch: Der Wurzelstock der Pestwurz kann vielen Frauen mit Migränebeschwerden helfen. Sogar starker koffeinhaltiger Kaffee kann bei akuter Migräne ein schnelles Hilfsmittel sein, da er die Gefäße erweitert und die Durchblutung anregt.

!

Starker Kaffee erweitert die Gefäße und regt die Durchblutung an.

Allgemeine Maßnahmen

Im Grunde eignen sich dieselben Maßnahmen, die – mit Ausnahme von Sport – auch bei Kopfschmerzen empfohlen werden. Hinzu kommen die folgenden:

- Machen Sie Wanderungen an frischer Luft.
- Sorgen Sie für Reizabschirmung in abgedunkelten, geräuscharmen Räumen.
- Kalte Kompressen können den Druck lindern.
- Vermeiden Sie bekannte Auslöser, z. B. bestimmte Käsesorten, Alkohol (vor allem Rotwein), Schokolade, Südfrüchte und Gewürze wie Muskat.
- Eventuell hilft eine psychologische Unterstützung (Psychotherapie und Hypnose).
- Bei etwa 10 Prozent der betroffenen Frauen hilft auch Akupunktur.

Migräne kann nach Ansicht einiger Hormonexperten auch die Folge einer Östrogendominanz sein, sodass eine Therapie mit natürlichem Progesteron helfen könnte (siehe Seite 18). Hierzu empfiehlt sich eine Analyse des Progesteronspiegels nach dem 12. bis 14. Tag des Menstruationszyklus, um festzustellen, ob tatsächlich ein Mangel vorliegt.

Pestwurzwurzelstock

Im Rahmen einer Studie mit Pestwurzwurzelstock-Spezialextrakt, der mindestens 15 Prozent Petasin und Isopetasin enthielt, konnte die Anfallshäufigkeit bei Migränepatienten nach mehrmonatiger Einnahme von täglich 100 mg um 60 Prozent reduziert werden. Das entspricht in etwa der Erfolgsquote von chemisch-synthetischen Medikamenten, die zu diesem Zweck eingesetzt werden, wie z. B. Betablockern. Der Vorteil der Pestwurzwurzelstock-Extrakte ist, dass sie wesentlich besser verträglich sind.

Eine Studie ergab: Pestwurz wirkt etwa gleich gut wie ein Betablocker.

Die Inhaltsstoffe des Wurzelstocks der Pestwurz (Petasitidis radix) wirken schmerzlindernd und entkrampfend. Sie helfen bei Migräne wie auch Rücken- und Nackenproblemen sowie Schmerzen aufgrund von Verkrampfungen und Verspannungen. Zur Vorbeugung ist Pestwurz – trotz positiver Untersuchungsergebnisse – nicht zugelassen.

Die Wirkung scheint an den krampflösenden Eigenschaften der Pflanze zu liegen. Man vermutet, dass dieser Effekt auch auf die Blutgefäße im Hals- und Kopfbereich wirkt. Auch die Bildung spezieller Hormone wird dadurch gehemmt. Der Auszug aus der Pflanze ist eine brauchbare Alternative für Patienten, die Betablocker oder den Kalziumgegenspieler Flunarizin nicht vertragen.

Den Wurzelstock der Pestwurz erhält man in Form von Fertigarzneimitteln. Die erforderliche Dosis beträgt täglich etwa 4,5 bis 7 g der Wurzel, Zubereitungen entsprechend.

Die Auszüge der Wurzel sind eigentlich nur zur Vorbeugung von Migräne geeignet. Ob das Heilkraut auch beim akuten Anfall hilft, ist zumindest wissenschaftlich nicht belegt, zugelassen ist es dafür erstaunlicherweise dennoch. Länger als vier bis sechs Wochen pro Jahr sollten Sie das Präparat nicht ohne ärztliche Untersuchung einnehmen, da es in Einzelfällen zu Leberschäden kam. Man ist sich zwar nicht sicher, ob es sich hier um einzelne Unverträglichkeiten handelte, doch sollten Sie vorsichtshalber die Einnahmedauer ohne Arztbesuch begrenzen und Ihre Leberwerte überprüfen lassen.

Achtung: Juckt die Haut oder rötet sie sich nach der Anwendung, reagieren Sie möglicherweise allergisch auf Pestwurz. Dann setzen Sie das Heilkraut bitte sofort ab und wenn die Probleme dann innerhalb von Tagen nicht verschwinden, gehen Sie zum Arzt. Das gilt auch, wenn sich Ihr Urin dunkel und Ihr Stuhl auffällig hell färben.

Verstopfung

Sie leiden an einer Verstopfung (Darmträgheit, Obstipation), wenn Sie höchstens alle drei bis vier Tage Stuhlgang haben, der zusätzlich vergleichsweise hart ist. Ärzte sprechen allerdings erst dann von einer Verstopfung, wenn man über Monate hinweg weniger als dreimal wöchentlich Stuhlgang hat, dabei stark pressen muss und unter Bauchschmerzen, Völlegefühl und Appetitlosigkeit leidet. Zum Glück gibt es zahlreiche natürliche Mittel, um das Problem zu lösen. Auch Bewegung bringt den Darm auf Trab!

Wasser

Probieren Sie zuallererst das einfachste und billigste Abführmittel aus: Wasser. Ein bis eineinhalb Liter davon – so viel wie möglich auf einmal – bringt den Darm in Schwung, sorgt dafür, dass der Stuhl nicht mehr so hart ist und bald ausgeschieden wird. Manche schwören auch darauf, lauwarmes Wasser vor dem Frühstück zu trinken. Auch in Form eines Einlaufs mit lauwarmem Wasser kann das wertvolle Nass helfen.

Ballaststoffe

Wichtig ist eine Umstellung auf eine ballaststoffreiche Ernährung. Ballaststoffe haben ein hohes Wasserbindungsvermögen, quellen im Darminneren auf und vergrößern dadurch das Volumen des Darminhalts. Dadurch wird die Darmperistaltik angeregt und der Speisebrei passiert die einzelnen Darmabschnitte schneller. Die durch Bakterien entstehenden Gase und Fettsäuren machen den Stuhl weicher, sodass Sie bei der Darmentleerung weniger pressen müssen. Dies beugt Divertikulose (Ausstülpungen in der Dickdarmwand) und der Bildung von Hämorriden vor. Eine gesunde Darmflora entsteht.

> Wasser ist ein einfaches und dennoch wirkungsvolles Abführmittel.

In der folgenden Tabelle finden Sie Lebensmittel, die sehr viele Ballaststoffe aufweisen:

Ballaststoffreiche Lebensmittel

100 g LEBENSMITTEL	BALLASTSTOFFE in g
weiße Bohnen (Trockenware)	17
Erbsen (Trockenware)	16,5
Roggenvollkornmehl (Type 1806)	13,5
Knäckebrot (kann angereichert sein)	13–24
Weizenvollkornmehl (Type 1700)	13
Weizenflocken	11,5–12
Erdnüsse, Linsen, Mandeln	10
Kichererbsen	9,5
Roggenvollkornbrot	6,5–9
Haferflocken	5,5–9,5
Mehrkornbrot	5,5–9
Trockenobst	5–13

!

Anders als manche Abführmittel reizen Leinsamen die Darmschleimhaut nicht.

Leinsamen

Leinsamen führen zwar nicht direkt ab, wirken aber regulierend und schleimhautschützend auf Magen und Darm. Sie enthalten Schleimstoffe in der Samenschale, die mit Wasser auf ein Mehrfaches (4- bis 7-fach) ihres ursprünglichen Volumens aufquellen. Dadurch entsteht im Darm ein Dehnungsreiz auf bestimmte Darmnerven, wodurch Darmbewegungen ausgelöst werden. Leinsamen reizen im Gegensatz zu manchen Abführmitteln die Darmschleimhaut nicht. Durch die Schleimstoffe, die Wasser festhalten, wird der Stuhl weich und geschmeidig. Nehmen Sie ganze oder leicht gequetschte Samen. Letztere kann man nur wenige Tage im Kühlschrank aufbewahren, da sie schnell ranzig werden. Essen Sie zur Darmregulierung dreimal täglich 2 Esslöffel zusammen mit ausreichend Flüssigkeit (pro Esslöffel 150 ml Flüssigkeit, das entspricht etwa einer Kaffeetasse). Aufgrund seiner positiven Eigenschaften können Sie Leinsamen sowohl dauerhaft essen als auch dann verwenden, wenn der Darm durch Abführmittel geschädigt ist.

Aufgrund seiner positiven Eigenschaften können Sie Leinsamen – im Gegensatz zu Abführmitteln – dauerhaft essen.

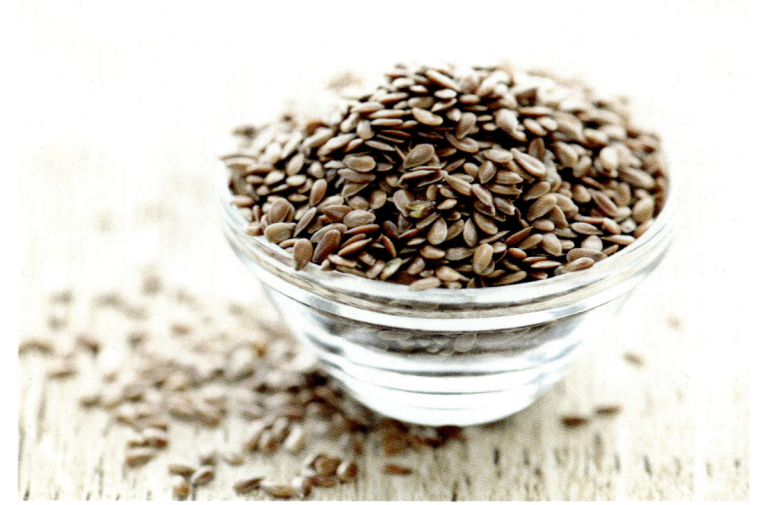

Kleie

Weizen- oder besser Haferkleie hilft bei Verstopfung ebenso. Auch bei Kleie handelt es sich um ein Quellmittel, das die Darmschleimhaut schützt. Mischen Sie Kleie unter Ihr Müsli und trinken Sie ausreichend, denn die Schleimstoffe quellen im Darm und entziehen dem Darminhalt Wasser. Sie verklumpen und können im schlimmsten Fall sogar einen Darmverschluss verursachen. Essen Sie maximal 25 g Kleie in Verbindung mit 1 Liter Flüssigkeit – am besten eignen sich Wasser, sulfatreiches Mineralwasser und ungesüßte Tees.

Flohsamenschalen

Flohsamenschalen sind nahezu ein Wundermittel gegen Obstipation. Zahlreiche Studien belegen ihre sichere Wirkung bei chronischer Verstopfung, schmerzhaften Stühlen, nach Darmoperationen sowie bei Reizdarm und Hypercholesterinämie (zu hohe Cholesterinwerte). Das Wirkprinzip der Flohsamen steckt in ihrem hohen Ballaststoffgehalt, der 20 bis 30 Prozent des gesamten Samens ausmacht. Neben einer schonenden Darmregulation reinigen die löslichen Ballaststoffe den Darm auch von Fäulnisstoffen und Darmgasen, z. B. von krebserregenden Verdauungsendprodukten. Außerdem fördern sie das Wachstum darmfreundlicher Bakterien. Die Mikroorganismen wandeln die Ballaststoffe zu kurzkettigen Fettsäuren um, die die Cholesterinproduktion in der Leber hemmen und somit den Cholesterinspiegel im Blut senken.

Empfohlen wird eine Tagesdosis von 4 bis 15 g Flohsamenschalen, verteilt auf drei Portionen. Lassen Sie sie in Wasser oder auch Fruchtsaft, z. B. Apfelsaft, vorquellen.

Granulate und Pulver haben gegenüber Tabletten oder Kapseln den Vorteil, dass Sie keine große Menge einnehmen müssen, um eine wirksame Dosis zu erreichen. Anstelle von aromatisiertem oder gezuckertem Pulver ziehen Sie besser ein Pulver „ohne" vor, da Sie dieses in unterschiedliche Getränke einrühren können.

! Schon geringe Mengen Flohsamen regen die Darmtätigkeit an.

! Flohsamenschalen sind kleine Schluckspechte: Trinken Sie daher reichlich Wasser dazu.

Unruhe

Kennen Sie das? Sie fühlen sich gehetzt und reagieren bereits aus nichtigem Anlass sehr heftig, Ihre Hände zittern, die Augen zucken und das Herz klopft. Auch Selbstzweifel und diffuse Ängste können dazukommen. Innere Unruhe, Reizbarkeit und Überempfindlichkeit können durchaus die Symptome eines PMS sein.

!

Ideal ist eine Kombination aus Heilpflanzen, Entspannung und Bewegung.

Sofern diese Probleme relativ leicht sind – wie das beim PMS oft der Fall ist –, gibt es dafür Lösungsmöglichkeiten. Zunächst einmal helfen entspannende Maßnahmen, ein Spaziergang, Sport, ein Bad, Sauna und Massage. Ein herrlich entspannendes Beruhigungsbad mit Hopfenzapfen finden Sie auf Seite 81. Und dann gibt es da eine Reihe von Heilkräutern, die wissenschaftlich recht gut untersucht sind.

Der Vorteil von Pflanzenpräparaten besteht darin, dass sie zu keiner Abhängigkeit führen, nebenwirkungsarm sind, tagsüber nicht müde machen und auch die Fahrtüchtigkeit nicht einschränken. Von Nachteil ist, dass es eine Zeitlang dauert, bis eine Wirkung eintritt – das wiederum ist der Vorteil chemisch-synthetischer Mittel, denn sie wirken meist schnell. Es gab jedoch ölige Auszüge aus dem indischen oder mexikanischen Baldrian, die aufgrund eines speziellen Herstellungsverfahrens eine bestimmte Stoffgruppe enthielten (die sogenannten Valepotriate), die sich zum kurzfristigen Einsatz bei nervösen Unruhezuständen am Tag eigneten. Zumindest als Fertigarzneien sind diese allerdings nicht mehr auf dem Markt erhältlich. Manche Apotheken können jedoch eine Tinktur damit in der Konzentration 1 : 10 mit 50 Prozent Alkohol herstellen.

Baldrianwurzel, Hopfenzapfen, Lavendelblüten und Passionsblumenkraut habe ich Ihnen bereits ausführlich im Abschnitt „Schlafprobleme" vorgestellt. Tatsächlich ist der Übergang vom Beruhigungsmittel für den Tag zur Einschlafhilfe für die Nacht fließend. Das bedeutet: Diese Pflanzenpräparate können Sie sowohl bei Unruhezuständen tagsüber als auch bei nervös bedingten Einschlafstörungen einnehmen. Sie werden in Form von Tabletten, Kräutern, Kapseln und alkoholisch-wässrigen Tropfen angeboten.

Baldrian

Für Unruhezustände und Ähnliches sind Baldriantropfen die geeignete Therapie (siehe Seite 83). 2 bis 3 g Wurzeln pro Tag sind die richtige Dosierung. Man kann diese auch in Form von Tee oder einer Tinktur (mehrmals täglich ½ bis 1 TL in etwas Wasser) zu sich nehmen.

!

Im Abschnitt „Schlafprobleme" finden Sie viele weitere Tipps, die bei Unruhe helfen können.

Hopfenzapfen

Ganz allgemein eignen sich Hopfenzapfen (siehe Seite 80) ebenfalls zur Therapie der inneren Unruhe. Empfohlen werden 0,5 g Hopfenzapfen als Einzeldosis oder der auf Seite 81 beschriebene Tee, von dem Sie mittags und abends eine Tasse trinken. Es gibt auch ein Fertigarzneimittel und Kombinationsmittel. Für Letztere sollte der Hopfengehalt 10 bis 65 mg Trockenextrakt betragen (bei Mitteln mit Baldrian) bzw. zwischen 40 und 90 mg (1 : 5–7) bei Mitteln ohne Baldrian.

Lavendelblüten

Die Tagesdosis sollte bei 3 bis 5 g Lavendelblüten (siehe Seite 85) liegen. Trinken Sie tagsüber drei Tassen Lavendeltee oder nehmen Sie das ätherische Öl bis zu dreimal täglich auf einem Stück Würfelzucker ein (je 1 bis 4 Tropfen). Auch eine Kombination mit Passionsblumenkraut und Melissenblättern ist sinnvoll.

Kombinationsmittel

Sehr zu empfehlen ist auch eine Kombination aus diesen beruhigend wirkenden Heilkräutern. Sie bekommen sie in der Apotheke. Dabei ist eine Menge von 140 mg Trockenextrakt richtig. Im Rahmen einer Studie stellte man fest, dass das Passionsblumenkraut dabei eine dominierende Rolle spielt. Fertigpräparate mit diesem Kraut schnitten in Studien hervorragend ab.

Beruhigungstees

Die oben genannten Heilkräuter wirken auch sehr gut in Teemischungen. Wenn Sie davon über den Tag verteilt mehrere Tassen trinken, werden Sie sehen, dass Ihre Nervosität nachlässt. Im Abschnitt „Schlafprobleme" finden Sie eine Auswahl verschiedener Mischungen (siehe Seite 87). Probieren Sie aus, welche Ihnen besonders schmeckt!

Niedergeschlagenheit und leichte Depressionen

!

Auf Seite 15 können Sie nachlesen, wie sich die Hormonveränderungen beim PMS auf die Psyche auswirken.

Vor den Tagen beschleicht so manche Frau eine extreme Dünnhäutigkeit, sodass oft schon bei scheinbar belanglosen Anlässen die Tränen fließen. Auch das Selbstwertgefühl kann dann massiv beeinträchtigt sein. Ich weiß das aus eigener Erfahrung: Wenn ich mich nicht wohlfühle, ohne Grund pessimistisch bin, dann sehe ich auf meinen Kalender und in der Regel sehe ich, dass ich in zwei bis drei Tagen meine Periode bekomme. Diese gedrückte Stimmung vergeht meist, wie sie kommt. Nach ein bis zwei Tagen ist sie wieder verschwunden. Dauert sie jedoch länger an, kann eine echte Depression vorliegen; in diesem Fall sollten Sie unbedingt zum Arzt gehen. Dann können Sie davon ausgehen, dass der Neurotransmitterhaushalt im Gehirn gestört ist – und dagegen muss etwas getan werden.

Sind bei Ihnen Psychopharmaka nötig, dann sollte besser nur die neue Generation von Antidepressiva, die sogenannten SSRI (Selektive Serotonin-Wiederaufnahmehemmer) zum Einsatz kommen, die deutlich weniger Nebenwirkungen haben sollen. Die Wirkung der SSRI tritt schnell ein. Aus diesem Grund können sie gezielt nur in der zweiten Zyklushälfte angewandt werden, wenn die Beschwerden auftreten. Dann sind die Behandlungserfolge gut. Beeinflussen die Medikamente nur den Serotoninstoffwechsel allein, so scheinen diese Substanzen sowohl mit einer durchgehenden Gabe (= kontinuierliche Gabe) während des gesamten Zyklus als auch mit einer Gabe nur in der zweiten Zyklushälfte (= intermittierende Gabe) wirksam zu sein.

Einer gedrückten Stimmung können Sie durch die Auswahl der richtigen Ernährung entgegentreten (siehe Seite 130). Folgende weitere allgemeine Maßnahmen sind empfehlenswert:

> **!**
> Eine pessimistische Stimmungslage ist typisch für das PMS und sehr belastend.

Sonne und Licht

Betrachtet man die fröhlichen Südländer, so verwundert es nicht, dass Sonnenlicht als Möglichkeit gesehen wird, gute Laune zu erzeugen. In die Sonne gehen (ohne einen Sonnenbrand zu riskieren) und/oder sich dort zu bewegen, ist ein echter Stimmungsmacher.

> **!**
> Sonnenlicht hebt die Stimmung – das haben wir alle schon einmal erlebt.

Das beste und einfachste Mittel, um die Laune bei einer depressiven Verstimmung zu bessern, ist Licht. Dafür reicht ein 20-minütiger Spaziergang, am besten, wenn die Sonne scheint, jedoch auf alle Fälle während der hellen Phase des Tages. Auch wenn die Sonne nicht zu sehen ist, dringt das UV-Licht durch die Wolken und sorgt dafür, dass stimmungsaufhellende Hormone bzw. Neurotransmitter produziert werden. Im Freien bringt es auch ein bedeckter Himmel ohne Sonnenschein auf ein paar Tausend Lux Beleuchtungsstärke, sodass die Melatoninbildung gestoppt wird. Helles Licht, das auf die Netzhaut des Auges trifft, löst ein Signal aus, das die Ausschüttung dieses Hormons hemmt.

Zusätzlich zum natürlichen Licht hilft im Winter eine Lichttherapie. Damit sie wirken kann, muss man mit Licht von mindestens 2500 Lux über einen bestimmten Zeitraum bestrahlt werden. Der erwünschte Effekt wird nur durch das vom Auge empfangene Licht erzeugt. Damit das Auge oder auch die Haut keinen Schaden davonträgt, müssen aus dem Licht die UV-Anteile herausgefiltert werden. Man verwendet daher Speziallampen mit einer Helligkeit von 10.000 Lux; täglich sollte man sie etwa

!

Eine Lichttherapie kann gerade in der kalten Jahreszeit Wunder wirken und ist bei mäßigem PMS einen Versuch wert.

30 bis 60 Minuten anwenden (je nach Luxzahl). Die Behandlung dauert mehrere Tage bis zu einigen Wochen, um den Winter über vor depressiven Stimmungen geschützt zu sein. Damit das Auge die Ausschüttung des Neurotransmitters Serotonin auslöst, sollten Sie die Augen bei der Behandlung geöffnet halten.

Erfahrungen aus dem Schlafmedizinischen Zentrum in Regensburg belegen eine Erfolgsrate von etwa 80 Prozent, wenn Apparate mit einer Helligkeit von 10.000 Lux eingesetzt werden. Die Geräte zur Selbstbehandlung kosten zwischen 70 und 450 Euro.

Bewegung

Bewegung – an frischer Luft und bei Sonne – stärkt Ihr Wohlbefinden und macht gute Laune. Ein Waldlauf oder Joggen ist ideal, um die negativen Gedanken aus dem Gehirn zu vertreiben.

Forschungsarbeiten zeigen, dass leichte bis mittelschwere Depressionen durch regelmäßige körperliche Bewegung, mindestens dreimal pro Woche über mindestens eine halbe Stunde, günstig beeinflusst werden können. Die Ursache für diesen Effekt kennt man nicht genau. Es scheint jedoch so zu sein, dass regelmäßige körperliche Aktivitäten den Hirnstoffwechsel nachhaltig verändern und die Produktion der sogenannten Endorphine anregen. Radelt man beispielsweise länger als eine Stunde, werden Stresshormone abgebaut und Glückshormone ausgeschüttet.

!

Durch die Bewegung entstehen Endorphine – körpereigene Hormone, die die Stimmung verbessern.

Hobbys und Musik

Auch ein schönes Hobby kann auf Dauer für gute Laune sorgen, egal ob Sie es allein oder mit anderen pflegen. Und natürlich können Sie auch Musik gezielt einsetzen, um eine negative Stimmung zu vertreiben. Die medizinische Forschung bewies, dass Singen und Musizieren ebenso wie Bewegung zur vermehrten Ausschüttung von Endorphinen, den „Glückshormonen", führen kann. Singen stärkt die Lebensfreude und Lebensqualität und macht fröhlich.

Johanniskraut

Johanniskraut kennt man als Arzneimittel seit fast 2000 Jahren. Entsprechend ranken sich um seine Heilkraft zahlreiche Bräuche und Sagen. Veränderungen im Wesen eines Menschen wurden im Altertum als Teufels- oder Hexenwerk angesehen. Entsprechend schrieb man dem Johanniskraut übernatürliche Kräfte zu, als man bemerkte, dass es gegen Stimmungstiefs wirkt. Daher stammen auch seine zahlreichen mystischen Namen wie Teufelskraut und Walpurgiskraut.

!

Schon Hildegard von Bingen kannte die heilende Wirkung von Johanniskraut.

Bei uns kennt man das „Tüpfel-Johanniskraut". Es wächst in 30 bis 60 cm hohen Stauden und erinnert mit seinen gelben Blättern und den gelben, strahlenförmig angeordneten Staubgefäßen an die Sonne. Daher wurde es auch als „Sonnenschein für die Seele" bezeichnet. Heute weiß man, dass seine Wirkung auf einer Beeinflussung verschiedener Neurotransmitter beruht, wie Noradrenalin, Serotonin, Dopamin, GABA und Glutamat.

Verwendet werden die Blüten des Krauts. Mit der Hilfe ihrer Wirkstoffe verschaffen Johanniskrautpräparate Linderung bei leichten und mittelschweren Depressionen (nicht bei schweren Depressionen!), Kopfschmerzen, Verdauungsstörungen, Unruhe-

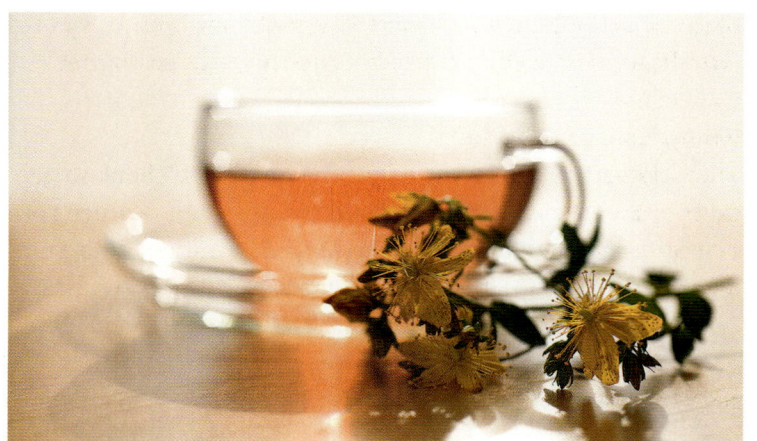

Aus den Blüten des Johanniskrauts werden Präparate gewonnen, die bei Depressionen helfen können.

!

Die Wirksamkeit von Johanniskraut ist durch viele Studien belegt. Es wirkt ähnlich wie konventionelle Antidepressiva.

!

Die Mensa der Ruhr-Universität Bochum setzte ihren Beilagen Johanniskraut-extrakt zu, um die Stimmung zu bessern und Leistungsfähigkeit der Studenten zu steigern.

zuständen, Angst und Schlafstörungen. Die Voraussetzung dafür ist allerdings, dass die Mittel genügend Wirkstoffe enthalten. Das können Sie bei apothekenpflichtigen Agenzien voraussetzen. Frei verkäufliche Heilmittel können unterdosiert sein.

Mehrere Studien belegen die Wirksamkeit von Johanniskraut und den daraus hergestellten Präparaten. Es wirkt nahezu exakt gleich wie ein sogenannter Serotonin-Wiederaufnahmehemmer und verschiedene synthetische Antidepressiva aus der konventionellen Medizin.

Manche der Präparate sind seit dem 1. April 2009 verschreibungspflichtig, da bei dem erhöhten Selbstmordrisiko bei Depressionen eine ärztliche Aufsicht als unbedingt erforderlich angesehen wird. Zusätzlich ist dies auch aufgrund möglicher Wechselwirkungen mit anderen Medikamenten sinnvoll. Die Folgen davon können durchaus bedrohlich werden. So müssen Sie bei Einnahme weiterer Präparate wie Gerinnunghemmern, chemischen Psychopharmaka oder sogar der „Pille" vorsichtig sein. Zurückhaltend müssen auch Patientinnen sein, die ein Mittel gegen Aids einnehmen oder eine Organtransplantation hinter sich haben.

Die Wirkung der Präparate setzt bei Depressionen nicht sofort ein, sondern frühestens nach zwei Wochen regelmäßiger Einnahme. Um einen Effekt zu erzielen, empfiehlt sich daher eine kurmäßige Anwendung über mehrere Wochen mit einem standardisierten Fertigpräparat – und unter Aufsicht eines Arztes.

Die Zeitschrift „Ökotest" veröffentlichte im Dezember 2008 eine Untersuchung von 29 apothekenpflichtigen Johanniskraut-präparaten, die ausnahmslos mit „sehr gut" oder „gut" abschnitten. Bei sechs dieser Medikamente liegen sogar maßgebliche klinische Studien zu ihrer Wirksamkeit vor. Das Erfreuliche an den pflanzlichen Präparaten ist, dass sie keine Nebenwirkungen verursachen. Die Ergebnisse dreier Studien mit 594 Patienten, die unter milden Depressionen litten und Johanniskraut mindestens sechs Wochen lang eingenommen hatten, verglich man mit Daten klassischer Antidepressiva. Die typischen Nebenwirkungen synthetischer Antidepressiva wie Müdigkeit, Magen- und Darmbeschwerden sowie sexuelle Funktionsstörungen kamen bei Patienten, die Johanniskrautpräparate eingenommen hatten, nicht vor.

Rosenwurz

Rosenwurz zählt zu den sogenannten adaptogenen Heilpflanzen, die den Körper, vor allem aber das Gehirn, vor Stress schützen. Die Inhaltsstoffe, die dies vermutlich bewirken, gehören zu den Rosavinen. Sie werden von der Pflanze vermutlich gebildet, um in ihrer unwirtlichen Heimat überleben zu können. Rosenwurz verbessert die Konzentrations- sowie Merkfähigkeit und hilft bei leichten Depressionen.

> **!**
> Rosenwurz stammt aus den rauen und kalten Hochgebirgsregionen Skandinaviens und Sibiriens.

Kardamom

Das Gewürz gehört wie Ingwer oder Kurkuma zur Ingwerfamilie und stammt ursprünglich aus den Regenwäldern Südindiens und Sri Lankas. Sein Geschmack ähnelt dem Eukalyptus. Nicht nur, dass Kardamom verdauungsfördernd wirkt und die Leber-Galle-Tätigkeit anregt, es macht auch noch gute Laune.

In Deutschland kennt man das Gewürz hauptsächlich aus der Weihnachtszeit, da es Gebäck, insbesondere Lebkuchen, und heißen Getränken zugesetzt wird. Da versteht man auch die gute Laune, die von Glühwein und Punsch ausgeht. Im Orient brüht man Kaffee mit etwas Kardamompulver auf.

> **!**
> Wir kennen Kardamom hauptsächlich als Weihnachtsgewürz.

Kardamom-Ingwer-Tee
½ TL Zimt, je eine Messerspitze Pfeffer und Ingwer, 1 Kapsel Kardamom und 2 Nelken mit 200 ml Wasser aufkochen und 15 Minuten ziehen lassen. Den Absud mit Milch genießen, eventuell etwas süßen.

Agaricus blazei Murrill

Agaricus ist ein sogenannter Mandelpilz, der ursprünglich aus dem brasilianischen Regenwald stammt und dem Champignon ähnlich ist. Inzwischen wird er vor allem in Japan, aber auch in Brasilien kultiviert. Zu seinen bemerkenswerten Inhaltsstoffen gehören hohe Mengen an den Vitaminen B_6 und angeblich sogar B_{12}. Er hilft bei Depressionen und stabilisiert wirkungsvoll das Immunsystem. Als Nebenwirkung sind nur Allergien bei empfindlichen Personen bekannt. In Deutschland wird Agaricus über das Internet angeboten.

Camu-Camu

Der Camu-Camu-Strauch wächst unter anderem in den Quellgebieten bzw. Becken des Amazonas, gerne in überschwemmten Regionen. Seine Früchte ähneln im Aussehen Kirschen und sind mit über 2000 mg (sogar bis zu 2994,2 mg wurden gefunden!) Vitamin C in 100 g Fruchtfleisch die Vitamin-C-reichsten Früchte der Erde. Zum Vergleich: 100 g Orange enthalten etwa 50 und 100 g Kiwi 100 mg davon. Das heißt: Die Camu-Camu-Frucht enthält bis zu 30- bis 60-mal mehr Vitamin C als diese beiden Früchte. Sogar die bekannte Acerolafrucht übertrifft sie bezüglich der Vitaminkonzentration um das Dreifache. Die Frucht enthält im Vergleich zur Orange überdies zehnmal mehr Spurenelemente wie Eisen, doppelt so viel Phosphor, Betakarotin, Kalzium, Vitamin B_1, B_2 und B_3 sowie einen umfangreichen Komplex an Mineralien und Eiweißbausteinen. Außerdem findet man darin natürliche Begleitstoffe wie Rutin und Bioflavanoide, die die Wirkung von Vitamin C steigern und eine optimale Bioverfügbarkeit bewirken.

In ihrem Ursprungsland kennt man die Frucht als starkes Antioxidationsmittel und als Antidepressivum. Auch Wirkstoffe zum Abbau von Stress und bei grippalen Infekten schreibt man ihr zu. Problematisch ist jedoch, dass die von Natur aus sehr herb

> **!**
>
> Die Camu-Camu-Frucht enthält bis zu 60-mal mehr Vitamin C als eine Orange.

schmeckende Frucht nach der Ernte sehr bald zu gären beginnt, sofern sie nicht gekühlt aufbewahrt und verarbeitet wird. Außerdem enthält ausschließlich die Wildfrucht die hohen Vitamin-C-Konzentrationen. Wird die Pflanze kultiviert, sinken die Vitamin-C-Gehalte ab. Camu-Camu-Pulver ist als Nahrungsergänzungsmittel über das Internet erhältlich.

Angst- und Panikstörungen

Im Rahmen des PMS kann es in manchen Fällen auch zu Attacken von starker Angst kommen, ohne dass ein konkreter Auslöser vorliegt. Diese Angst oder Panik kann von den betroffenen Frauen nicht mehr kontrolliert werden und ist rationalen Erklärungen unzugänglich. Die Symptome können motorische Unruhe, Herzrasen, Atemnot, Erstickungsgefühl, Brustschmerzen, Schwindel oder Zittern umfassen. All dies erleben die betroffenen Frauen als sehr bedrohlich. Sollten Sie an solchen Angstgefühlen leiden und wirken diese lähmend, können Serotonin-Wiederaufnahmehemmer (SSRI, siehe Seite 108) eine wirksame Therapie sein.

Bei leichten bis mittelschweren Angstzuständen eignen sich, neben dem Erlernen von Entspannungstechniken, pflanzliche Heilmittel. Durch sie werden nicht nur die Angst, sondern auch deren Folgezustände positiv beeinflusst. Dazu gehören:

- Niedergeschlagenheit und Resignation, Merk- und Konzentrationsstörungen, vor allem bei Überforderung
- Reizbarkeit
- Beschwerden des Magen-, Darm- und Urogenitaltrakts
- Schlafstörungen und Schwindel

> **!**
>
> Die Pflanzenheilkunde kann all diese Folgebeschwerden günstig beeinflussen.

Vorteil der heilenden Kräuter ist, dass sie entspannend und angstlösend wirken, ohne sedierend (dämpfend, beruhigend) zu sein. Ihr Nachteil ist, dass sie bis zu einer Woche benötigen, bis die Angst vollständig gelöst ist. Nur in Einzelfällen ist auch ein früherer Wirkungseintritt möglich.

Um eine zuverlässige Wirkung zu erzielen, sollten Sie auf standardisierte Fertigarzneimittel zurückgreifen. Ergänzend hilft ein aus entsprechenden Heilkräutern zubereiteter Tee.

Johanniskraut

Näheres zu Johanniskraut können Sie auf Seite 111 nachlesen. Bei Angst- oder Panikstörungen ist eine mittlere Tagesdosis von 2 bis 4 g Heilkraut bzw. alkoholisch-wässrigem Extrakt mit 0,2 bis 1 mg Gesamthypericin und ausreichenden Mengen an Hyperforin, Flavonoiden und Xanthonen erforderlich. Sinnvoll ist auch eine Kombination mit anderen pflanzlichen Wirkstoffen wie Baldrianwurzel, Hopfenzapfen und Passionsblumenkraut.

!

Bei einer Studie an 100 Betroffenen mit mittelschweren Angstzuständen war Johanniskraut dem synthetischen Arzneimittel überlegen.

Grüner Tee

L-Theanin ist einer der am häufigsten vorkommenden Eiweißbausteine im Japanischen Grünen Tee bzw. in den Blättern des Teestrauches (Camellia sinensis). Er ist der Gegenspieler von Koffein und hat entsprechend beruhigende Wirkung.

Grüner Tee ist der Gegenspieler von Koffein und hat entsprechend beruhigende Wirkung.

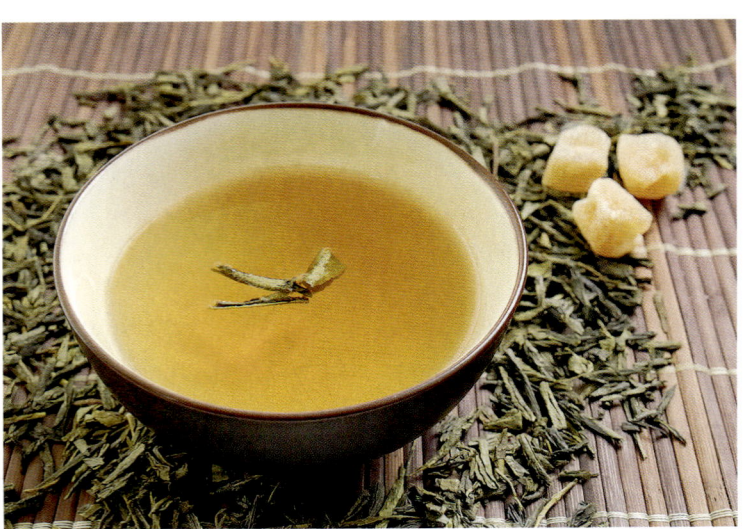

Außerdem schreibt man ihm einen angstlösenden Effekt zu. L-Theanin kann die Blut-Hirn-Schranke passieren und beeinflusst die Neurotransmitterkonzentrationen im zentralen Nervensystem – wie, das weiß man allerdings noch nicht. Da Grüner Tee allgemein sehr gesund ist, können Sie versuchen, Ihre Angstgefühle während des PMS damit in den Griff zu bekommen und gleichzeitig etwas für Ihre Gesundheit zu tun.

Krampfartige Schmerzen im Unterleib und andere Schmerzen

Krampfartige Schmerzen im Unterleib (Dysmennorhoe) gehören zu den häufigsten und neben den Stimmungsschwankungen auch zu den unangenehmsten Symptomen beim PMS. Man erklärt sich die Schmerzen damit, dass die Gebärmutter reichlich Prostaglandine (siehe Lexikon) produziert, die Krämpfe der Gebärmuttermuskulatur hervorrufen und möglicherweise auch das seelische Befinden der Frau beeinflussen.

Die Schmerzen können bis in den unteren Rücken ausstrahlen. Der Grund dafür ist, dass die betroffenen Bänder an der Wirbelsäule verankert sind. Es besteht jedoch auch die Möglichkeit, dass die Bänder um das Iliosakralgelenk besonders gereizt sind. Treiben Sie während des PMS Sport, sollten Sie deshalb den Rücken auf keinen Fall überlasten, um eine dauerhafte Blockierung dieses Gelenks zu verhindern. Gegen die Schmerzen helfen Weidenrinde und Teufelskralle (siehe Seite 95 und 96); Letztere dann, wenn die Beschwerden nicht auf Entzündungsvorgängen beruhen.

In der Regel genügen pflanzliche Wirkstoffe zur Therapie der Dysmennorhoe. Sind die Schmerzen sehr stark, gehen Sie besser zum Arzt und lassen sich entsprechende Präparate verschreiben. Im Rahmen der Pflanzenheilkunde werden Heilkräuter eingesetzt, die die krampfartigen Unterleibsschmerzen lindern: Gänsefingerkraut, Kamillenblüten sowie Schafgarbenkraut und -blüten.

!

Bewährt hat sich die Einnahme von Gänsefingerkrautzubereitungen gemeinsam mit Kamillenblütenoder Schafgarbenkraut-Sitzbädern.

In der Volksheilkunde wendet man auch Zubereitungen aus Melissenblättern, Lavendelblüten und Frauenmantelkraut entweder einzeln oder gemischt sowohl als Präparate als auch als Sitzbäder mit unterschiedlichem Erfolg an. Gegen Unterleibskrämpfe helfen zwar auch konventionelle Schmerzmittel, doch haben natürliche Möglichkeiten in Form von pflanzlichen Mitteln und krampflösenden Heiltees weniger Nebenwirkungen.

Wärme

Zur ersten Linderung der Probleme hilft Wärme, z. B. in Form einer Wärmflasche. Gerade Schmerzen des Unterleibs und im unteren Rücken lassen sich mit Wärmebehandlungen gut in den Griff bekommen. Saunagänge können ein geeignetes Mittel gegen Unterleibskrämpfe und Probleme des unteren Rückens sein. Wärmelampen mit Rotlicht helfen zu entspannen.

Oft hilft schon ein heißes Bad mit ätherischen Ölen. Solche Bäder mit entsprechenden Wirkstoffen helfen auf verschiedenen

Der Zusatz von ätherischen Ölen verstärkt die wohltuende Wirkung eines heißen Bades.

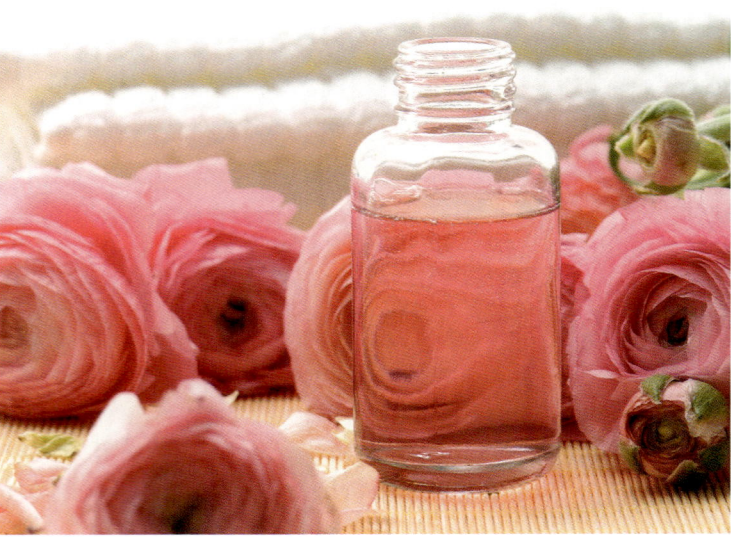

Ebenen: Die gleichmäßige Wärme entspannt und die Tragkraft des Wassers entlastet die Wirbelsäule. Rosen- und Lavendelöl im Badewasser können entspannend wirken, Rosmarinöl hilft zusätzlich gegen Kopfschmerzen. Ätherische Öle mit Zitronenextrakten und Orangenblütenöl wirken gegen Abgespanntheit und Erschöpfung.

Echtes Eisenkraut

Echtes Eisenkraut (Verbena officinalis) wirkt ebenfalls ausgleichend auf den weiblichen Hormonhaushalt und kann gegen Beschwerden wie Schmerzen, Krämpfe, Erschöpfungszustände und nervöse Störungen helfen. Dies bestätigen Erfahrungen aus der Volksheilkunde. Man erhält das Kraut für einen Tee oder als homöopatisches Mittel in der Apotheke.

Eisenkrauttee

5 TL Eisenkraut mit 250 ml kochendem Wasser übergießen und 5 Minuten ziehen lassen. Schluckweise trinken.

Gänsefingerkraut

Fragen Sie in der Apotheke nach einem Fertigpräparat, das „mind. 2,0 Prozent mit Casein fällbare Gerbstoffe vom Typ der Ellagitannine enthält, berechnet als Gallussäure bezogen auf die getrocknete Droge". 4 bis 6 g Gänsefingerkraut (Potentillae anserinae herba) werden für die Zubereitung eines Tees benötigt. In der Apotheke erhalten Sie auch Fertigarzneimittel in Form von Heilpflanzensaft oder Dragees.

Gänsefingerkrauttee

1 TL fein geschnittenes Kraut mit einer Tasse kochendem Wasser übergießen, ca. 10 Minuten ziehen lassen und dann absieben. Mehrmals täglich eine Tasse trinken.

DAB-Qualität
bedeutet Arznei-
buchqualität.

Kräutermischungen

In Kombination sind die entkrampfenden Heilkräuter noch wirkungsvoller. Probieren Sie die beiden folgenden Rezepte aus.

Entkrampfendes Öl

50 g Mandelöl
50 g Nachtkerzenöl
20 Tropfen ätherisches Holzöl aus Bursera delpechiana
(leider nicht in DAB-Qualität erhältlich)
20 Tropfen Melissenöl
10 Tropfen Muskatellersalbeiöl
(leider nicht in DAB-Qualität erhältlich)
5 Tropfen Rosenöl
Diese Mischung bei Unterbauch- und Rückenbeschwerden mehrmals
täglich einreiben. 1 EL davon kann auch in Milch oder saurer Sahne
gelöst für ein warmes Sitzbad Verwendung finden.

Krampflösender Tee

30 g Kamillenblüten
20 g Melissenblätter
20 g Schafgarbenblüten
20 g Gänsefingerkraut
10 g Fenchelfrüchte
Von dieser Teemischung einen gehäuften TL mit einer Tasse kochendem Wasser übergießen, ca. 10 bis 15 Minuten ziehen lassen, dann
absieben. Davon sollten Sie bis zu fünf Tassen täglich frisch zuberei-
tet trinken.

Capsaicin

Cayennepfeffer ist ein Auszug aus der scharfen Paprika, die auch
Peperoni genannt wird. In der Volksmedizin setzt man ihn auch
bei Schmerzen ein. Seine Wirkung beruht auf den enthaltenen
Scharfstoffen, von denen der wichtigste das Capsaicin ist. Letzte-
res wird durch die Haut aufgenommen und erweitert die kleins-

ten Blutgefäße. Dies lindert Schmerzen, da es in die Produktion derjenigen Stoffe eingreift, die am Schmerzgeschehen beteiligt sind.

Die Scharfstoffe hinterlassen auf der Haut zunächst ein Schmerz- und Wärmegefühl. Anschließend folgt ein Zeitraum mit Schmerzunempfindlichkeit, der Stunden bis Tage anhalten kann. Beide Effekte – die gesteigerte Durchblutung und die Schmerzlinderung – können bei der Behandlung der PMS-bedingten Rückenschmerzen und Verspannungen unterstützen. Wendet man Capsaicin öfter an, schwächt sich dieser Effekt allerdings ab oder hört ganz auf.

Sie erhalten im Handel Pflaster mit Capsaicin, die direkt über der schmerzenden Region aufgeklebt werden, oder eine Creme, die auf diesen Bereich aufgetragen wird. Sie können damit rechnen, dass das Wärmegefühl etwa fünf Stunden anhält, Bewegung kann diese Wirkung verstärken. Länger als zwölf Stunden darf ein Pflaster nicht an Ort und Stelle bleiben und anschließend muss man mindestens zwölf Stunden pausieren. Für die PMS-bedingten Schmerzen sollten Sie Pflaster oder Creme nicht länger als wenige Tage verwenden, denn ein Zeitraum von länger als drei Wochen könnte die Nerven schädigen. Auch eine zusätzliche Wärmeanwendung – z. B. in Form von Rotlicht – ist nicht hilfreich. Damit können auf der Haut Wunden entstehen.

Achtung: Capsaicin darf keinesfalls auf offene Wunden und erkrankte Hautstellen gelangen. Waschen Sie nach der Anwendung sehr sorgfältig die Hände und bürsten Sie die Fingernägel, um zu verhindern, dass die Scharfstoffe in die Augen und/oder auf die Schleimhäute geraten. Selten treten allergische Reaktionen auf. Dann müssen Sie das Mittel absetzen. Sind die Beschwerden nach wenigen Tagen nicht abgeklungen, fragen Sie Ihren Arzt.

!

Nach der Anwendung gut die Hände waschen – Capsaicin darf nicht in die Augen und auf die Schleimhäute gelangen!

Rotklee

Rotklee (Trifolium pratense L.) wächst bei uns überall auf Wiesen. Doch im Gegensatz zu England und Skandinavien wird er bei uns kaum als Heilpflanze verwendet. Dabei enthalten die Blätter und Blüten mehr Isoflavone als Soja. In wissenschaftlichen Untersuchungen wurde eine geringfügige östrogenartige Wirkung des Rotklees festgestellt.

Isoflavone sind die pflanzlichen Vorstufen der menschlichen Östrogene. Man nennt sie deshalb Phytoöstrogene. Wenn wir sie essen, werden sie im Darm in wirksame Hormone umgewandelt. Dafür benötigen Sie jedoch eine intakte Darmflora. Ist diese z. B. durch die Einnahme von Antibiotika geschwächt, werden Phytoöstrogene nicht ausreichend aktiviert.

Rotklee wirkt krampflösend bei Dysmenorrhoe und wird ganz allgemein beim PMS empfohlen. Außerdem senkt er den Cholesterin- und Triglyzeridspiegel bei Herz-Kreislauf-Erkrankungen und Arteriosklerose. Auch bei Zysten oder geschwollenen Drüsen sowie Lymphstau, besonders im Bereich der Brust, soll er helfen.

!

Rotklee enthält pflanzliche Östrogene.

Rotkleetee

4 bis 6 rote Blütenköpfchen mit ca. 200 ml heißem Wasser übergießen. Davon 3 bis 4 Tassen täglich über einen Zeitraum von 4 bis 6 Wochen trinken.

Obwohl Rotklee bei uns überall auf Wiesen wächst, ist seine heilpflanzliche Wirkung eher unbekannt.

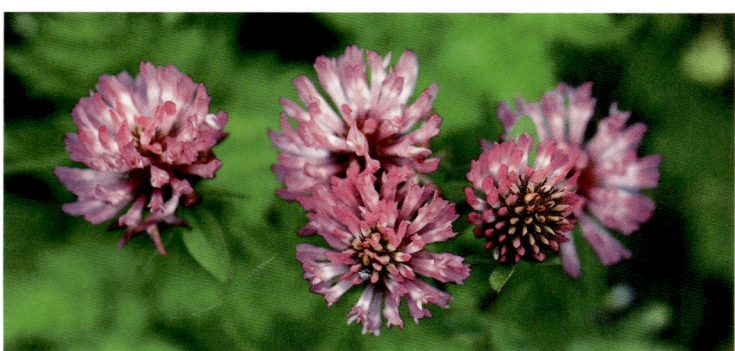

Achtung: Frauen mit einem hormonell beeinflussten Brustkrebs sollten keine Präparate mit Phytoöstrogenen zu sich nehmen, denn damit wird unter Umständen das Wachstum eines solchen Tumors gefördert. Die Menge an Phytoöstrogenen, die man normalerweise isst, scheint jedoch nach bisherigen Erkenntnissen keine Bedeutung zu haben.

Wassereinlagerungen

Auch verstärkte Wassereinlagerungen sind ein typisches Merkmal des PMS. Die Frauen klagen dann über schwere Beine, da das überschüssige Wasser nicht nur in das Brustgewebe, sondern vor allem in den Beinen eingelagert wird. Dies führt möglicherweise auch dazu, dass die Frauen in der zweiten Zyklushälfte zwischen ein und drei Kilo an Gewicht zunehmen – ohne wirklich dicker zu werden. Sie fühlen sich dann besonders unbeweglich und aufgequollen. Hier lässt sich mit natürlichen Maßnahmen einiges bessern:

> **!**
>
> Wundern Sie sich nicht, wenn Sie in der zweiten Zyklushälfte ein, zwei Kilo zunehmen.

- Eine salzarme, entwässernde Kost (frisches Obst und Gemüse, Getreide, Ballaststoffe) verhindert östrogenbedingte Wassereinlagerungen. Auch Obst- oder Reistage werden zum Entwässern empfohlen.
- Regelmäßige, leichte körperliche Bewegung fördert die Durchblutung und Entspannung (siehe Seite 129).
- Brennnesseltee ist ein natürliches Entwässerungsmittel und enthält viele wertvolle Mineralien wie Magnesium, Kalzium und Eisen, die beim PMS oft hilfreich sind. Der Tee hilft beim PMS sogar doppelt: entwässernd gegen Ödeme und kräftigend bei Mineralstoffmangel.

Brennnesseltee

1 TL getrocknete Brennnesselblätter mit einer Tasse kochendem Wasser übergießen, 10 Minuten ziehen lassen, dann absieben und trinken.

Aromatherapie – die Kraft der heilsamen Düfte

Die Aromatherapie ist nicht neu. Bereits vor über 6000 Jahren nutzte man im alten Ägypten die heilende und wohltuende Wirkung von Aromastoffen. In jüngster Zeit erlebte sie eine regelrechte Renaissance: Immer mehr Menschen vertrauen auf die Wirkung von ätherischen Ölen, die ihre Kräfte über Duftlampen, Cremes, Körperöle, Bäder und Massagen entfalten.

In der Aromatherapie verwendet man die ätherischen Öle als Teil der Pflanzenheilkunde. Fast alle besitzen z. B. immunstimulierende Eigenschaften. Je nach Zusammensetzung unterstützen die Öle zudem das seelische Gleichgewicht, fördern die Konzentration, regen an oder entspannen. Düfte können unbewusst wirken, beeinflussen aber auch direkt körperliche und geistige Funktionen. Als ganzheitliche Methode wirkt Aromatherapie auf Körper, Seele und Geist.

Wissenschaftlich abgesichert ist, dass bei korrekter Anwendung der Aromatherapie folgende Effekte eintreten können:

- Beruhigung
- Entspannung
- Schlafförderung
- Belebung
- Kreislaufanregung
- Stimulierung des zentralen Nervensystems

!

Das Wort ätherisch soll vom griechischen aither = „Himmelsduft" abgeleitet sein.

Was sind ätherische Öle und wie wirken sie?

Ätherische Öle sind kleinste Öltröpfchen. Sie werden in den Öldrüsen von Pflanzen gebildet und sind in Blüten, Samen, Fruchtschalen, Blättern, Wurzeln, Harzen oder im Holz enthalten. Sie haben zunächst einmal einen biologischen Sinn: Sie schützen die Pflanzen vor Krankheiten, extremer Kälte und Hitze oder vor

Austrocknung. Sie können aber auch willkommene Insekten anlocken oder unerwünschte Besucher abschrecken.

Ätherische Öle sind leicht flüchtig. Das unterscheidet sie von den sogenannten fetten Ölen wie Oliven- oder Sonnenblumenöl. Die ätherischen Öle verdunsten an der Luft und verströmen dabei ihren Duft. Die Inhaltsstoffe eines ätherischen Öls und deren Zusammenspiel bestimmen den jeweiligen charakteristischen Geruch. Dieser kann aus einigen wenigen, aber auch aus Hunderten verschiedener Substanzen bestehen.

Durch ihre Fettlöslichkeit werden ätherische Öle über die Haut und die Schleimhäute besonders gut aufgenommen. Die Wirkstoffe gelangen über die Schleimhäute der Atemwegsorgane sowie durch Bäder, Ölmassagen und Einreibungen über die Haut ins Lymphsystem und in den Blutkreislauf und können so ihre heilende Wirkung entfalten. Angesprochen wird dabei der Geruchssinn, der eng mit dem limbischen System verbunden ist. Das ist der Gehirnbereich, der als Verbindungsstelle zwischen Seele und Körper gilt und in dem Gefühle verarbeitet und erzeugt werden. Nur das Riechsystem hat eine direkte Verbindung zu diesem System. Die Substanzen wirken über das limbische System auf das Gehirn und bewirken dort z. B. die Ausschüttung von Neurotransmittern: Serotonin und Endorphine erzeugen Glücksgefühle und regeln Empfindungen wie Schmerz und Hunger, Serotonin beruhigt und entspannt zusätzlich, Noradrenalin regt an und macht wach.

So können Düfte besänftigen, entspannen, den Schlaf fördern und die Stimmung aufhellen – und somit auch einige Symptome des PMS lindern. Dazu kommt, dass die eingeatmeten Öle durch die Schleimhaut ins Blut aufgenommen werden und auf diesem Weg Funktionen und Organe im Körper beeinflussen.

!

Die Düfte veranlassen das Gehirn, Neurotransmitter auszuschütten.

Ätherische Öle gegen das PMS

Das ätherische Öl von frisch gepflückten Hopfenzapfen macht müde. Durch diesen Wohlfühleffekt kann es einen guten Schlaf fördern. Auch Lavendelöl (Kissen oder Spezialstein mit Duftöl) oder Melisse ist gut geeignet und kann bei Nervosität und Unruhe helfen. Das ätherische Öl aus der Blüte der Bitterorange – Neroli genannt – wirkt ebenfalls beruhigend, entspannend, stimmungsaufhellend und ausgleichend.

Wissenschaftliche Studien zeigten, dass der Inhaltsstoff 1,8-Cineol, der in einigen ätherischen Ölen wie beispielsweise in vielen Eukalyptusarten vorkommt, die Gehirndurchblutung anregt. Infolge des erhöhten Gehirnstoffwechsels werden nicht nur Neurotransmitter gebildet, die das Denken und die Konzentrationsfähigkeit erhöhen. Kiefernnadeln fördern angeblich sogar die Dopaminproduktion. Basilikum soll Lebenskraft und Lebensfreude zurückgeben und gegen Depressionen wirken. Außerdem wirkt Basilikumöl gegen Stress.

Hier eine Übersicht über die Wirkungen einzelner Öle:
- Geranium (Pelargonie) verbessert die Stimmung bei nervlichen und emotionalen Belastungen.
- Sandelholz hat eine harmonisierende Wirkung.
- Belebend wirken Duftöle wie Orange, Zitrone oder Rosmarin.
- Beruhigend wirken Lavendel (siehe auch Seite 107), Neroli und Vanille. Gegen Nervosität und Unruhe wirken Lavendelöl und Melisse.
- Gegen Angststörungen können Studien zufolge Jasmin und Gardenie helfen. Dafür je 10 Tropfen ätherisches Gardenienöl, Lavendelöl und Jasminöl mit etwas Wasser in eine Aromalampe geben und verdampfen.
- Als Einschlafhilfe verwendet man Hopfen, Neroli und Basilikum.
- Stimmungsaufhellend und ausgleichend wirken Grapefruit,

!

Um gut einzuschlafen, helfen abends wenige Tropfen Neroliöl in der Duftlampe.

Muskatellersalbei, Bergamotte, Mimose, Rose, Kamille, Melisse. Wenn Sie niedergeschlagen sind und unter pessimistischer Stimmung leiden, hilft eine Mischung aus 3 Tropfen Bergamotte und 4 Tropfen Mimose.

- Krampflösend wirken Jasmin, Kamille, Lavendel, Schafgarbe und Muskatellersalbei.
- Wassertreibend sind Rosmarin, Wacholder, Geranium, Salbei und Ysop.
- Basilikum, Orange, Geranie, Rose und Nelke fördern positive Gefühle und Freude. Sie helfen Angst und Trauer in Schach zu halten.

> **!**
>
> Ein Bad mit Lavendelöl steigert das Wohlbefinden und hebt die Stimmung.

PMS-Mischung
15 Tropfen Ylang-Ylang
7 Tropfen Muskatellersalbei
6 Tropfen Neroli

Gute-Laune-Aromaöl
6 Tropfen Bergamotte
2 Tropfen Geranie
2 Tropfen Neroli
1 Tropfen Eisenkraut

Körperöl für entspannende Massagen
5 Tropfen Limette
3 Tropfen Grapefruit
4 Tropfen Bergamotte
2 Tropfen Ylang-Ylang
2 Tropfen Sandelholz
5 Tropfen Benzoe

In 100 ml Basisöl geben, z. B. Jojoba- oder Mandelöl.

(Die beiden unteren Rezepte stammen aus dem Buch „Himmlische Düfte"
von Susanne Fischer-Rizzi)

Die richtige Anwendung

Wenn Sie eine Duftlampe haben, geben Sie je nach Raumgröße einige Tropfen des ätherischen Öls in den mit Wasser gefüllten Behälter und zünden das Teelicht darunter. Vom erhitzten Wasser steigt Wasserdampf auf und verteilt die Duftmoleküle im ganzen Raum. Auf diese Weise atmen Sie Entspannung und Wellness geradezu ein. Es geht aber auch einfacher: Ein paar Tropfen des Aromaöls auf ein Papiertaschentuch oder ein Wattebällchen geben und dieses unter das Kopfkissen legen.

Auf alle Fälle sollten Sie darauf achten, dass die ätherischen Öle eine hohe Qualität haben, denn künstlich hergestellte oder gepanschte Öle können sogar gesundheitsschädlich sein. Sie können Allergien auslösen oder das Immunsystem schwächen. Hochwertige Öle bekommen Sie im Reformhaus, in der Apotheke und bei speziellen Internet-Versendern.

Manche Pflanzen liefern viel ätherisches Öl, andere hingegen weniger. Das erklärt den unterschiedlichen Preis. Ätherische Öle sind in der Regel sehr lichtempfindlich und sollten daher in einem Braun- oder Blauglas abgefüllt sein. Das Etikett sollte idealerweise folgende Angaben aufweisen: deutscher und botanischer Name der Basispflanze, Ursprungsland, Gewinnungsverfahren, Abfüllmenge sowie Informationen zum Pflanzenteil, aus dem das Öl gewonnen wurde.

!

Duftlampen und ätherische Öle bekommen Sie z. B. im Reformhaus und in der Apotheke.

Sie können auch einfach einige Tropfen Aromaöl auf ein Tuch geben und unter Ihr Kopfkissen legen.

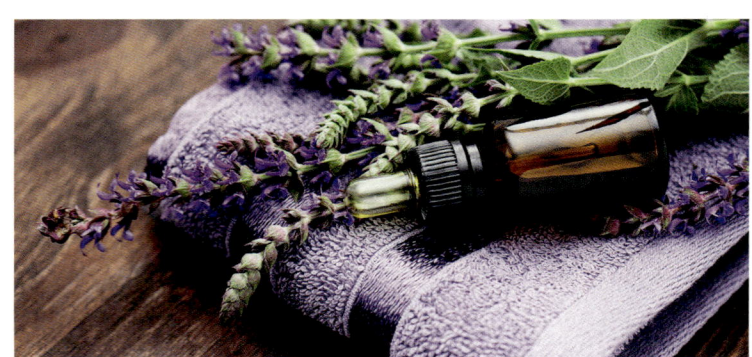

Nicht vergessen: Entspannung und Bewegung

Mit Entspannungstechniken das PMS einfach loslassen

Beim PMS empfehlen sich diverse Entspannungstechniken wie autogenes Training, Yoga und Eutonie. Aber auch regelmäßige Meditation bietet eine wunderbare Möglichkeit, einfach mal den Kopf leer zu bekommen und an gar nichts zu denken. Progressive Muskelentspannung nach Jacobson und diverse Atemtechniken, die zur Not auch kurzfristig helfen, können Sie z. B. im Rahmen eines Kurses Ihrer Krankenkasse lernen. Auch eine CD mit Lieblings- oder Wohlfühlmusik kann helfen, dass Sie sich herrlich entspannen und das PMS regelrecht vergessen. Es gibt viele andere Entspannungstechniken, die z. B. an Volkshochschulen unterrichtet werden. Dort gibt es in der Regel zu Semesterbeginn Schnupperkurse, sodass Sie sich die eine oder andere Methode vorab ansehen können, um zu erkennen, welche Ihnen am meisten zusagt. Prinzipiell ist jedes Entspannungsverfahren positiv, wenn es Ihnen die nötige Erholung bietet.

> **!**
>
> Eine seelische Stabilisierung trägt dazu bei, das PMS leichter zu ertragen.

Autogenes Training

Autogenes Training (griechisch autogen = selbst hervorgerufen) funktioniert, indem man sich auf bestimmte Formeln konzentriert und sich diese vorsagt. Ziel ist, über die Muskelentspannung auch psychische Verspannungen zu lösen und dadurch körperliche Beschwerden zu lindern. Das Verfahren ist der Hypnose ähnlich, nur dass Sie in diesem Fall Ihre eigene Hypnotiseurin sind (Selbstsuggestion). Durch passive Konzentration und Ausblenden äußerer Reize während des Trainings entsteht ein tiefer Entspannungszustand.

Das Konzept des autogenen Trainings ist wissenschaftlich plausibel, allerdings ist regelmäßiges Üben erforderlich. Nur dann wird ein Rückkopplungsmechanismus geschaffen, der eine immer bessere Kontrolle unwillkürlicher Prozesse ermöglicht. Erlernt wird die Technik zumeist in der Gruppe. Neben Volkshochschulen bieten sie auch Psychotherapeuten, Ärzte und Heilpraktiker an.

Sie sollten an mindestens zwei Kursen zu jeweils acht bis zwölf Doppelstunden teilnehmen, in denen auch psychologische und medizinische Grundlagen vermittelt werden. Üblich ist ein Training im Sitzen, seltener auch im Liegen mit geschlossenen Augen. Es gibt eine Unterstufe und eine Oberstufe. Das Ziel der Unterstufe ist die Entspannung. Sechs verschiedene Übungen werden trainiert und der Dozent gibt Beispiele für Formeln und Sätze, spricht sie beim Üben jedoch nicht. Sie sollten in jedem Fall auch zu Hause trainieren. Am besten üben Sie täglich und immer zur gleichen Tageszeit.

Wenn Sie mithilfe der Grundübungen entspannt sind, können Sie sich eine Formel vorsprechen, mit der ein persönliches Problem bewältigt werden soll.

> **!**
>
> Üben Sie auch zu Hause, am besten jeden Tag zur gleichen Zeit.

Yoga

„Yoga" ist ein Wort aus der altindischen Gelehrtensprache Sanskrit und bedeutet so viel wie „Verbindung", „Vereinigung". Damit ist das Zusammenführen des individuellen Menschen mit dem geistigen Zentrum seiner Existenz gemeint.

Nach klassischem Verständnis ist Yoga ein spiritueller Weg, um sich einem übergeordneten – geistigen, spirituellen oder religiösen – Ziel anzunähern. Bei uns im Westen ist es im Wesentlichen eine Technik aus Körperhaltungen und Atemübungen. Das vorherrschende Ziel ist Entspannung und Stressabbau sowie die Harmonisierung von Körper und Seele. Hatha-Yoga betont die körperlichen Übungen.

Nicht nur Stressabbau, auch eine ausgewogene Ernährung, regelmäßige Bewegung sowie geistige und körperliche Entspan-

> **!**
>
> Yoga ist eine indische philosophische Lehre, die eine Reihe geistiger und körperlicher Übungen umfasst.

nung gehören dazu. Positiv ist die vertiefte Atmung, die die Versorgung des Körpers mit Sauerstoff verbessert. Das Konzept als Entspannungstechnik und Training für den Bewegungsapparat, für Koordination und Gleichgewicht gilt als wissenschaftlich plausibel. Yoga lenkt die Aufmerksamkeit durch die typischen Körperhaltungen und die Atemübungen auf die im Körper ablaufenden Prozesse und macht sie bewusst. Das, was man vorher als „automatisch" ansah, wird nun gezielt beeinflusst. Damit können sogar eingefahrene negative Verhaltensweisen durch bessere ersetzt werden.

Das bewirkt Yoga:

- Das Gleichgewicht wird durch Verharren in bestimmten Körperhaltungen trainiert.
- Muskeln, Sehnen und Bänder werden maximal gedehnt und gestreckt. Das bedeutet auch, dass die Spannung in der Muskulatur nachlässt.
- Durch die Verringerung des Gehalts an Stresshormonen im Blut kommt es zu psychischer Entspannung.
- Durch die Atemübungen werden das nicht willentlich steuerbare Nervensystem und viele von selbst ablaufende Vorgänge angesprochen.
- Bewusstes Atmen und konzentriertes Entspannen verändern die Blutversorgung im Gehirn. Die dadurch veränderte Gehirnaktivität kann man sogar über das EEG (die aufgezeichnete Gehirnstromkurve) messen. Es tritt eine gesteigerte Wachheit ein.
- Beeinträchtigungen durch Rückenschmerzen können verringert werden.

Nahezu jede Volkshochschule bietet Yogakurse an, daneben auch private Yogaschulen und -zentren. Normalerweise übt man Yoga in der Gruppe, es gibt aber auch Einzelsitzungen. Empfohlen wird allerdings, regelmäßig zu üben.

!

Hormon-Yoga gilt mittlerweile als natürliche Alternative zur Hormonersatz-Therapie.

Mit Entspannungstechniken wie Yoga lernen Sie PMS einfach loszulassen.

Beim sogenannten Hormon-Yoga handelt es sich um eine spezielle Yogatechnik, die gezielt auf das weibliche Drüsen- und Hormonsystem wirkt und es positiv beeinflussen soll. Diese Yogatherapie gilt mittlerweile sogar als natürliche Alternative zur konventionellen Hormon- und Hormonersatz-Therapie. Die Ergebnisse sollen ermutigend und verblüffend zugleich sein. So werden nicht nur Wechseljahresbeschwerden kuriert, sondern auch Unruhe, Herzrasen und Schlaflosigkeit – und PMS – gelindert. Außerdem beugt regelmäßiges Üben Osteoporose sowie Herz- und Gefäßerkrankungen vor. Beim Hormon-Yoga werden die dynamische Yogaform mit Asanas (Körperübungen) und intensive Atemübungen aus dem Hatha-Yoga mit Übungen des Kundalini-Yoga und des Tibetischen Energie-Yogas kombiniert.

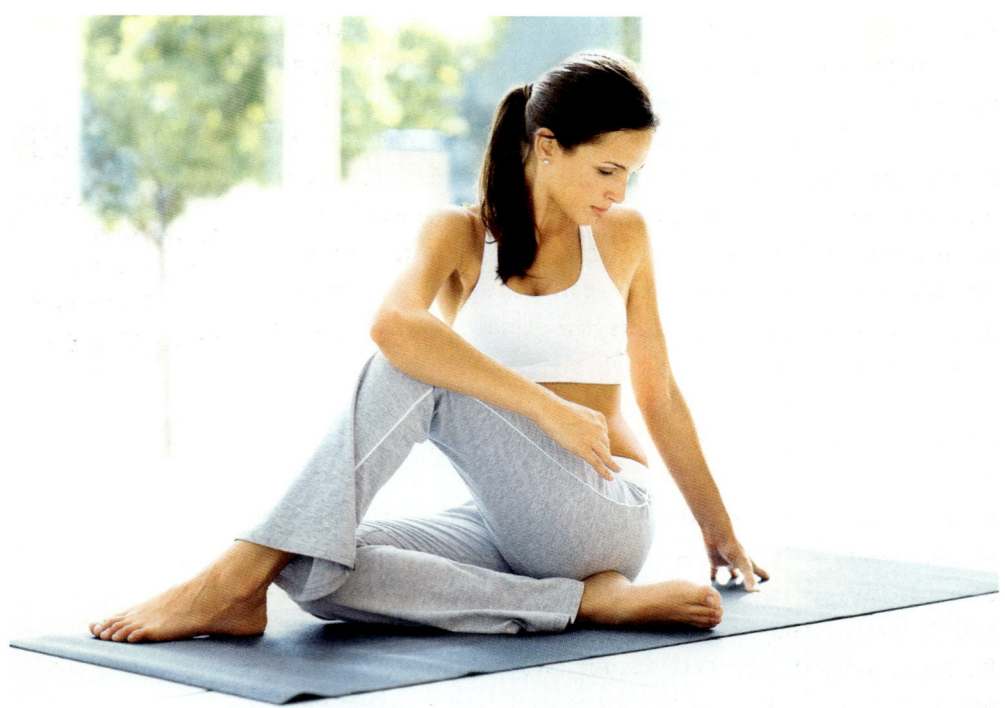

Mit Massagen das PMS einfach wegstreichen

Bei vielen Frauen sind in der kritischen Zeit vor der Periode die Bänder um den unteren Rücken herum angeschwollen und gereizt. Hier können gezielte Massagen helfen. Sie helfen gegen Rückenschmerzen, Verspannungen sowie einige Stresssymptome. Auch entspannende Massageöle wie beispielsweise japanisches Minzöl können bei akuten Rückenschmerzen lindernd wirken, indem sie die Durchblutung anregen und Verspannungen lösen.

!

Finden Sie heraus, welche Massageform Ihnen am besten tut.

Linderung kann auch die Hot-Stone-Massage verschaffen. Die glatten heißen Steine werden vom Masseur als Massagehilfe benutzt, wodurch der Effekt besonders wohltuend ist. Dafür werden rund geschliffene Basaltsteine im Wasserbad aufgeheizt und auf die schmerzenden Rückenpartien gelegt. Die gleichmäßige Wärme löst die Muskelverspannungen. Man kann diese Massage auch in Kombination mit wohltuenden ätherischen Ölen anwenden.

Auch eine Ayurvedische Ölmassage ist ein angenehmes, einfaches Mittel gegen die Beschwerden. Hierbei wird zunächst warmes Öl auf den Kopf geträufelt, wodurch der Körper ganzheitlich entspannt wird. Dies kann Kopfschmerzen und Migräne lindern. Anschließend wird mit dem Öl der ganze Körper von oben nach unten massiert, wodurch sich Verspannungen besonders effektiv abbauen lassen sollen.

!

Ob Hot Stones oder ayurvedische Ölmassage: Die sanfte Behandlung tut unendlich gut.

Mit Akupunktur und Akupressur das PMS einfach wegdrücken

Vielen Frauen hilft während des Prämenstruellen Syndroms Akupunktur oder Akupressur. In der Betrachtungsweise der Traditionellen Chinesischen Medizin ist das PMS ein Zustand der „Chi-Fülle"; für die Körperakupunktur werden die entsprechenden Punkte ausgewählt. Bei der Ohrakupunktur nadeln die Therapeuten beispielsweise die Punkte für das sogenannte Vegetativum, den Antiaggressionspunkt, den Antistresspunkt sowie den Uterus und Leberpunkt.

Auch selbst durchgeführte Akupressur soll die Beschwerden lindern; so können Sie z. B. die Ohrmuscheln von oben nach unten sanft massieren. Mehrmals täglich den Bauchnabel mit der flachen Hand sanft umkreisen kann das Unwohlsein verringern. Die chinesische Medizin vermutet hier den Sitz des Energiezentrums des Körpers.

Mit Sport dem PMS einfach davonlaufen

Im Laufe des Buches habe ich immer wieder darauf hingewiesen, wie wichtig Bewegung ist. Insbesondere wenn Ihr PMS eher zur reizbaren Sorte gehört, kann Sport helfen, sich abzureagieren und wieder etwas mehr ins Gleichgewicht zu kommen. Vielen Frauen mit PMS geht es nach etwas Bewegung besser. Jedoch: Sie sollten Sport beim PMS als Ausgleich ansehen und sich nicht unter Leistungsdruck setzen, sondern die sanfte Bewegung genießen, am besten an frischer Luft und in der Sonne. Leichtes Ausdauertraining fördert die Durchblutung. Auch Wassereinlagerungen lösen sich dadurch schneller wieder in Wohlgefallen auf.

Durch die Bewegung entstehen Endorphine, die körpereigenen Hormone, die für die Stimmungsverbesserung verantwortlich sind. Viele Forschungsarbeiten zeigen, dass leichte bis mittelschwere Depressionen durch regelmäßige körperliche Bewegung günstig beeinflusst werden können. Die Ursache für diesen Effekt kennt man nicht so genau. Es scheint jedoch so zu sein, dass regelmäßige körperliche Aktivitäten den Hirnstoffwechsel nachhaltig verändern. Radelt man z. B. länger als eine Stunde, werden Stresshormone abgebaut und Glückshormone ausgeschüttet.

Beim PMS kommt es aber darauf an, den richtigen Sport zu treiben. Vorsichtig sollten Frauen mit starken Rückenbeschwerden sein – bei ohnehin schon gereizten Bändern am unteren Rücken kann es sonst unter Umständen zu einer dauerhaften,

!

Wenn Sie zu Gereiztheit neigen, hilft Ihnen Sport besonders gut.

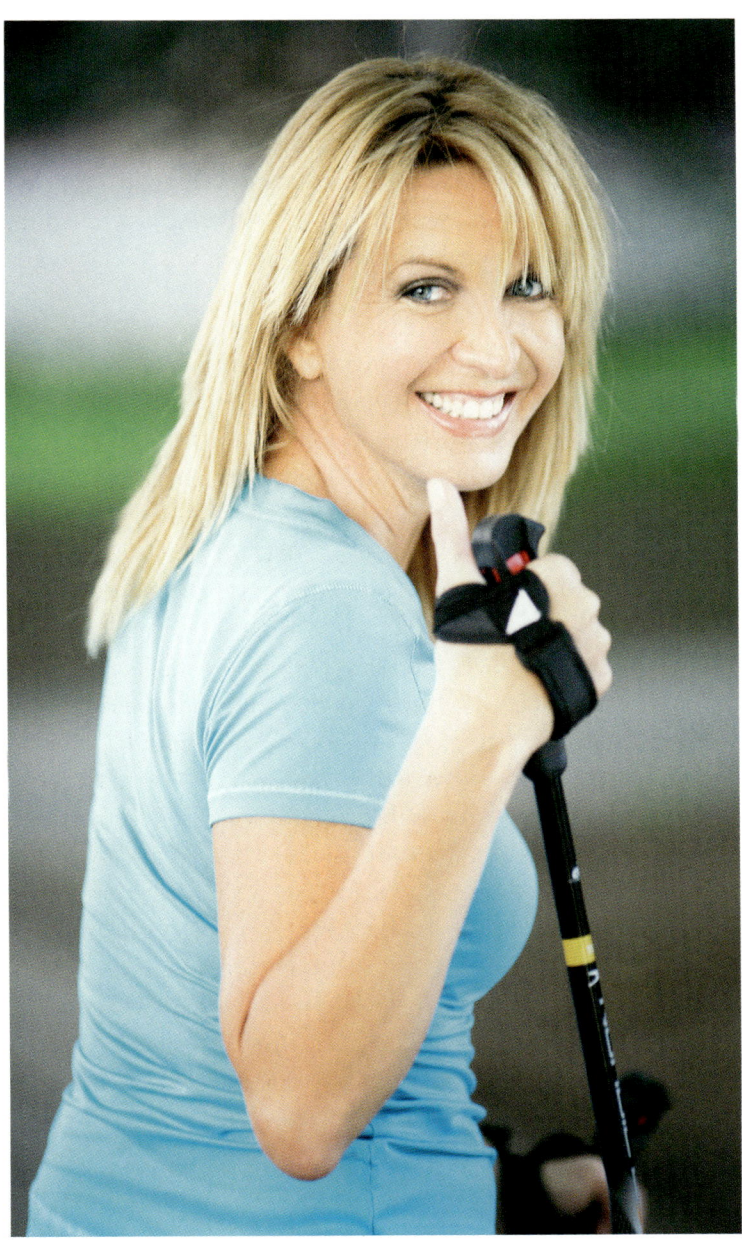

Laufen Sie dem PMS davon: Sanftes Walken baut Stresshormone ab und führt zur Ausschüttung von Glückshormonen.

!

Sanftes Walken
ist auch für
ungeübte Couch-
Potatos ideal.

schmerzhaften Blockierung kommen. Deshalb sollten Sie während des PMS sanfte Sportarten bevorzugen, die Körper und Muskulatur nicht zu stark belasten. Auch der persönliche Trainingsstand muss beachtet werden: Wer sonst viel Sport treibt, kann vielleicht auch beim PMS einen Halbmarathon laufen, dagegen eignet sich für Sportmuffel eher sanftes Walken. Zusammenfassend kann man folgende Vorteile von Sport auflisten:

Sport
- erhöht den Grundumsatz allgemein und sorgt dafür, dass man sein Gewicht halten kann
- senkt den Cholesterinspiegel
- erhöht Kraft und Ausdauer, also die Fitness generell
- normalisiert den Blutdruck
- senkt den Blutzuckerspiegel
- verringert das Risiko für Arteriosklerose, Osteoporose und Krebs
- verbessert die Herz-Kreislauf-Funktionen
- hat positive Auswirkungen auf den Fettstoffwechsel insgesamt
- kann Depressionen verhindern bzw. verringern
- verbessert die Denkfähigkeit
- stabilisiert das Immunsystem
- verbessert das Körpergefühl
- vergrößert die Lebenszufriedenheit
- steigert Lebensqualität und Lebenserwartung
- kann Beschwerden lindern und Medikamente einsparen helfen
- erhöht die Beweglichkeit
- verbessert Koordination und Gleichgewicht
- erhöht das Selbstwertgefühl
- führt zur verstärkten Bildung von Nervenwachstumsfaktoren

Sportliche Betätigung soll sogar den Hormonhaushalt regulieren. Betreiben Frauen regelmäßig einen Ausdauersport wie Radfahren, Joggen oder Schwimmen, so geht es ihnen auch während der PMS-Phase deutlich besser.

Folgende Sportarten sind besonders zu empfehlen:

!

Finden Sie die Sportart, die Ihnen Spaß macht. Dann hilft Bewegung am meisten.

- Schwimmen ist die gesündeste Sportart überhaupt. Es trainiert den ganzen Körper und durch die langsamen Schwimmbewegungen haben Sie kaum ein Verletzungsrisiko. Regelmäßiges Schwimmen wirkt sich außerdem positiv auf das Lungenvolumen aus und führt zu einem regelmäßigeren Atemrhythmus.
- Fahrradfahren macht vor allem im Sommer Spaß. Durch die unterschiedlichen Modelle vom Mountainbike bis hin zum Liegedreirad können Sie das Training Ihren individuellen Fähigkeiten anpassen. Und für den Winter gibt's das Indoor-Bike.
- Nordic Walking aktiviert 90 Prozent der Körpermuskulatur. Unter anderem lockert es die fixierte Schultermuskulatur. Es ist ein grundlegendes Bewegungsmuster, vergleichbar mit Klettern und Krabbeln. Der aktive Stockeinsatz verbessert den Fußabdruck beim Gehen und steigert das Gangtempo. Vor allem aber helfen die Stöcke das Gleichgewicht und die Koordination zu unterstützen. Dabei muss die Länge der Hilfen an die Körpergröße angepasst werden: Körpergröße in cm x 0,68 = Stocklänge.
- Sanfte Gymnastik und Dehnübungen können helfen, die Verspannungen und Rückenschmerzen beim PMS zu lindern.
- Tai Chi – das meditative „Schattenboxen" aus China – lockert die Muskulatur und entspannt Geist und Seele.
- Joggen hilft herrlich, wenn man sich beim PMS abreagieren muss: MP3-Player auf die Ohren und lostraben!

Tipps zur Stressvermeidung

Als Stress bezeichnet man definitionsgemäß die körperlichen und psychischen Antworten des Organismus auf Belastungen. Dabei unterscheidet man den positiven Stress, auch Eustress genannt, der als notwendige und positiv erlebte Aktivierung des Körpers verstanden wird, vom negativen Stress, dem Distress. Mit Letzterem meint man die „belastende und schädlich wirkende Reaktion auf ein Übermaß an Anforderungen" – und genau diese Art von Stress sollten Sie vermeiden, wenn Sie unter dem PMS leiden. Hier ein paar Tipps, wie Sie Stress in dieser kritischen Zeit aus dem Weg gehen können:

- Wenn irgend möglich, sorgen Sie dafür, dass Sie in dieser Zeit nicht unter Termindruck stehen, keine besonders große Hektik an den Tag legen und nicht in Zeitnot geraten.
- Vermeiden Sie Ärger mit Chef und Kollegen, Nachbarn und Vermietern etc. sowie Probleme mit Ihrem (Ehe-)Partner.
- Suchen Sie Lösungsmöglichkeiten für bestehende Probleme besser erst dann, wenn das PMS wieder vorüber ist. In der Regel sehen Sie Probleme während des Prämenstruellen Syndroms als vorwiegend unlösbar an, während Sie sie ansonsten tatkräftig angehen. Viele Frauen nehmen in den Tagen vor den Tagen auch vieles persönlich und fühlen sich angegriffen, beleidigt oder missachtet.
- Versuchen Sie nicht allzu perfekt zu sein oder es allen recht machen zu wollen; dies sind typische Ansprüche von Frauen, die Männern oft gar nicht in den Sinn kommen. Versuchen Sie auch nicht für alles die Verantwortung zu übernehmen.
- Schieben Sie kritische Aufgaben und Anforderungen auf die Zeit nach dem PMS oder versuchen Sie ihnen aus dem Weg zu gehen.
- Verabschieden Sie sich vom Perfektionswahn!
- Gönnen Sie sich ab und zu eine kleine Auszeit. Nehmen Sie z. B. ein heißes Bad mit angenehm duftenden und entspan-

nenden ätherischen Ölen oder versuchen Sie mit Entspannungstechniken zur Ruhe zu kommen (siehe Seite 129).

Wenn Sie dennoch in Stresssituationen geraten, können Sie den Stress mit folgenden Tricks kurzfristig reduzieren:

- Wenden Sie Methoden der Kurzentspannung an.
- Lenken Sie sich ab. Beschäftigen Sie sich kurze Zeit mit etwas völlig anderem oder lenken Sie Ihre Gedanken auf etwas Angenehmes.
- Führen Sie positive Selbstgespräche. Anstelle von „Ich schaffe das nicht" sagen Sie sich besser: „Erst einmal probieren – zur Not nach dem PMS, dann gelingt es mir bestimmt."
- Auch Sport und Bewegung helfen oft dem Druck zu entkommen.
- Überlegen Sie auch: Gibt es genügend Dinge im Leben, die Ihnen Freude, Genuss und Zufriedenheit bereiten? Haben Sie einen Freundeskreis oder Partner, der Rückhalt, Unterstützung und Geborgenheit vermittelt?
- Achten Sie auf ein entsprechendes Zeitmanagement. Setzen Sie Prioritäten und gehen Sie angenehme Aufgaben – falls möglich – während des PMS an.

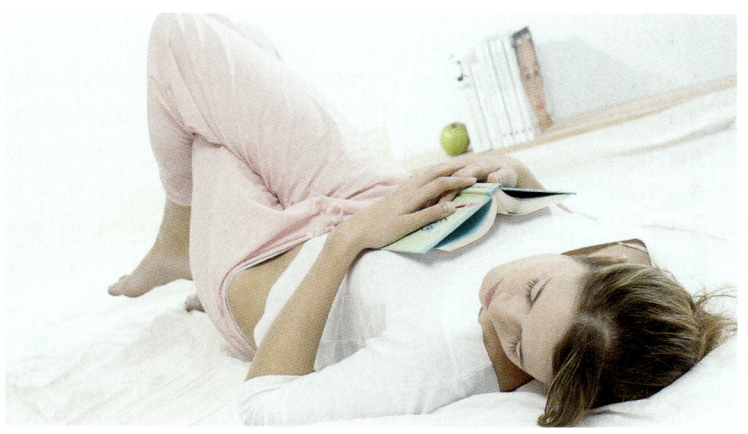

Gönnen Sie sich kleine Auszeiten, in denen Sie dem Stress entgehen können.

ANHANG

Lexikon

Aminosäuren

Eiweißbausteine. Es gibt 21 Aminosäuren, die unter anderem im Körper für die Herstellung von Eiweiß und Neurotransmittern nötig sind. Sind viele Aminosäuren aneinander gebunden, so bilden sie ein Eiweißmolekül (Protein). Fehlt eine Aminosäure, um ein bestimmtes Eiweiß zu bilden, so kann dieses erst dann hergestellt werden, wenn die jeweilige Säure vom Körper nachgebildet oder mit der Nahrung zugeführt wird. Viele dieser stickstoffhaltigen Säuren kann der Körper selbst erzeugen, acht muss er jedoch mit der Nahrung zuführen. Man nennt diese dann essenzielle Aminosäuren (Phenylalanin, Tryptophan, Lysin, Methionin, Threonin, Valin, Leucin und Isoleucin).

Antioxidantien

Schutzstoffe, die schädliche Sauerstoffreaktionen bei Lebensmitteln und Körpersubstanzen behindern. Auch die äußerst reaktionsfreudigen freien Radikale (siehe Freie Radikale) können sie unschädlich machen. Wichtige Antioxidantien, die sich im Blut des Menschen befinden, sind Vitamin A, E, C, Selen, Glutathion, Bilirubin, Harnsäure, Alphakarotin, Betakarotin, Lykopin, Lutein, Zeaxanthin und Ubiquinol-10.

Arzneibuchqualität

Viele Kräuter, Tees und Teemischungen mit heilender Wirkung bekommt man günstig im Discounter, in Bioläden oder Drogerien. Manchmal jedoch reichen einfache Tees oder Kräuter, die als Lebensmittel deklariert sind, nicht aus. In diesen Fällen muss man auf Arzneipflanzen zurückgreifen. Sie kauft man am besten in der Apotheke, im Reformhaus oder bei sonstigen Händlern, bei denen man sicher sein kann, dass die Pflanzen Arzneibuchqualität (DAB = Deutsche Arzneibuchqualität oder Ph.Eur. = Europäische Arzneibuchqualität) aufweisen. Nur diese Qualität garantiert einen ausreichenden Wirkstoffgehalt. Sie wird entweder infolge von Prüfungen in der Apotheke oder durch spezielle Untersuchungslaboratorien getestet und garantiert.

ATP (Adenosintriphosphat)

Phosphorverbindung, die im Stoffwechsel als Energiespeicher fungiert. Bei Spaltung dieser Verbindung wird Energie freigesetzt.

Enzym

Eiweißkörper, der als Biokatalysator hochspezifisch einen biochemischen Prozess im Körper beschleunigt und in eine vorteilhafte Richtung lenkt. So spaltet Amylase Stärke zu Zucker, Lipasen spalten die Fette und Trypsin zerkleinert Eiweiße.

Freie Radikale

Sehr reaktionsfreudige, aggressive, instabile Verbindungen, in der Regel sauerstoffhaltig, die im Körper Zellwände, Zellbestandteile und Erbsubstanz schädigen oder sogar zerstören können. Durch sie kann eine möglicherweise krebsauslösende Erbgutveränderung entstehen, die auf diejenigen Zellen, die aus der ursprünglichen hervorgehen, vererbt werden kann. Der Mensch hat bestimmte Schutzmechanismen entwickelt, um diese aggressiven Teilchen zu „entgiften".

GABA
Abkürzung für Gamma-Aminobuttersäure, ein wichtiger Neurotransmitter im ZNS (siehe dort) mit hemmender und schmerzlindernder Wirkung.

Glukose
auch Traubenzucker: ein Kohlenhydrat und Energielieferant. Glukose kann als Glykogen in Muskel und Leber gespeichert werden. Bei seinem Abbau entsteht ATP (s. dort).

Glutamat
Eiweißbaustein (Aminosäure) und Neurotransmitter im ZNS (siehe dort). Wirkt erregend auf die folgende Nervenzelle und ist wichtig für Sensibilisierungsvorgänge im ZNS, z. B. in Bezug auf chronische Schmerzen. In der Lebensmittelindustrie wird Glutamat als Geschmacksverstärker eingesetzt.

Homocystein
Eine Aminosäure (siehe dort), die jedoch nicht in Eiweiß eingebaut wird. Sie entsteht aus der essenziellen Aminosäure Methionin.

Am Stoffwechsel des Homocysteins sind die Vitamine B_{12}, B_6, B_2 und Folsäure beteiligt. So können Menschen, die einen etwas erhöhten Homocysteinspiegel haben, auch geringere Folsäuremengen aufweisen und einen Vitamin-B_{12}-Mangel haben.

Melatonin
Der Neurotransmitter Serotonin wird bei Lichtmangel verstärkt zu dem Gewebehormon Melatonin abgebaut. Es wird in der Zirbeldrüse (Epiphyse) im Gehirn, im Darm und in der Netzhaut des Auges gebildet und in der Dunkelheit freigesetzt. Seine Konzentration steigt in der Nacht um den Faktor 10 an, das Maximum wird gegen drei Uhr morgens erreicht. Wenn es dunkel wird, erlaubt Melatonin unserem Körper zur Ruhe zu kommen, zu schlafen und sich dabei zu erholen. Darüber hinaus scheint es eine mögliche zellschützende Funktion als Radikalfänger zu besitzen. Seine Rhythmik wechselt mit den Jahreszeiten. Seine Ausschüttung wird durch Tageslicht gebremst.

Molekül
Kleinste Einheit von Verbindungen, die noch die charakteristischen Eigenschaften der jeweiligen Substanz aufweist.

Myelin
Isolierschicht der Nerven.

Neurotransmitter
Botenstoffe zwischen den Nervenzellen, die der Erregungsübertragung an den Synapsen

von einer Nervenzelle auf die andere dienen. Dabei können sie auf die folgende Nervenzelle erregend oder auch hemmend wirken. Zu ihnen gehören z. B. die Aminosäuren Glutamat, GABA, Glycin und Histamin, die Amine Dopamin, Adrenalin und Noradrenalin sowie Serotonin.

Prostaglandine

Sammelbegriff für hormonähnliche Substanzen mit vielfältiger Wirkung, die in fast allen Organen nachgewiesen wurden. Sie sind an lebenswichtigen und an krankmachenden (z. B. Entzündungen) Reaktionen beteiligt. Vorläufer bei der Produktion im Körper ist die Arachidonsäure, eine ungesättigte Fettsäure.

Quellzahl

Faktor, der zeigt, auf das Wievielfache des Trockenvolumens die jeweilige Substanz oder Arzneipflanze unter Zugabe von Wasser aufquellen kann.

Reboundeffekte

Unter dem Begriff Rebound oder Rückschlag (von engl. rebound = Abprall) bezeichnet man in der Medizin das rasche, verstärkte Wiederauftreten einer Erkrankung nach Absetzen der Arzneimittel. Dies beruht unter anderem darauf, dass es während der Einnahme des Präparats zu einem Anstieg der Rezeptorenanzahl kommt, auf die der zuvor eingenommene Arzneistoff wirkt. Folge davon ist eine gesteigerte Reaktion der zuvor behandelten Erkrankung.

Synapse

Übertragungsstelle von Erregungen zwischen Nervenzellen (Neurone) sowie Neuronen und anderen Zellen mittels Neurotransmittern.

ZNS (Zentrales Nervensystem)

Das ZNS besteht aus Gehirn und Rückenmark. Auch der Sehnerv, der vom Gehirn zum Auge verläuft, zählt dazu.

Zytokine

Zytokine sind chemische Botenstoffe die als örtlich wirkende Faktoren Wachstum und Differenzierung bestimmter Zellen und Gewebe regulieren. Sie sind in Entzündungsvorgängen, Immunantwort und Abwehrprozesse eingeschaltet und tragen zur Aktivierung von Immunzellen bei. Die zu den Zytokinen gehörenden Interleukine erfüllen wesentliche Funktionen bei der Immunabwehr und der Entzündungsreaktion. Man unterscheidet zwischen verschiedenen Interleukinen, z. B. entzündungsfördernde und entzündungsdämpfende.

Register

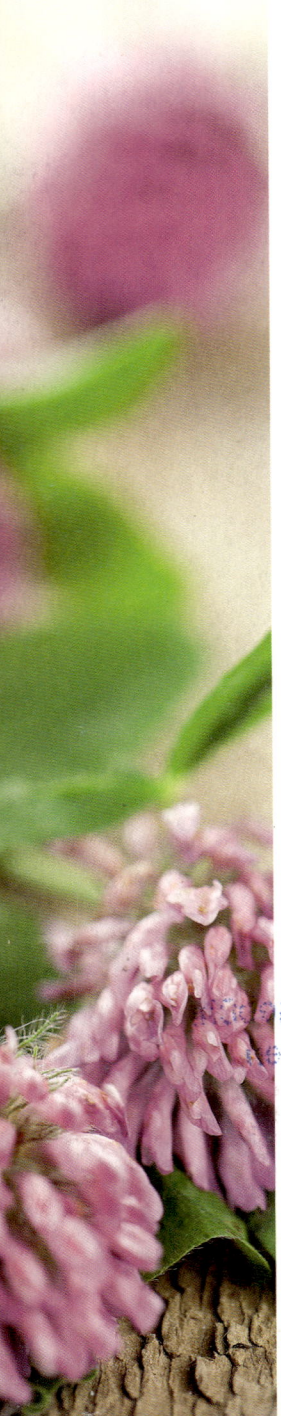

Bibliografische Information der Deutschen Nationalbibliothek
Die Deutsche Nationalbibliothek verzeichnet diese Publikation in der
deutschen Nationalbibliografie; detaillierte bibliografische Daten sind im
Internet über http://dnb.ddb.de/ abrufbar.

ISBN 978-3-89993-629-2 (Print)
ISBN 978-3-8426-8396-9 (PDF)

Fotos:
Umschlag: Titelfoto: gettyimages; hintere Umschlagklappe (innen):
Schlütersche Verlagsgesellschaft
123rf.com: Wavebreak Media Ltd: 6/7; Liv Friis-larsen: 84;
William Wang: 118; Yuri Arcurs: 132
Fotolia.com: Beboy: 1; hayate: 2/3; felinda: 4; lom123: 9; Martinan: 11;
Andrey Khrobostov: 14; Mara Zemgaliete: 22; Petro Feketa: 25;
svetlana larina: 27; Hannes Eichinger: 52; JJAVA: 55; Elena Elisseeva: 65;
victoria p.: 73; Ewa Brozek: 80; Svenja98: 87; Ela Niedziela: 99;
digital-fineart: 111; Carmen Steiner: 116; Ervin Monn: 122;
matka_Wariatka: 128; Peter Atkins: 135; dusk: 144
iStockphoto.com: Alexandru Magurean: 28/29; BasieB: 69; Teamarbeit: 82;
Elena Elisseeva: 104
MEV-Verlag, Germany: 139

© 2012 Schlütersche Verlagsgesellschaft mbH & Co. KG
Hans-Böckler-Allee 7, 30173 Hannover
www.schluetersche.de

Lektorat: Angelika Lenz, Steinheim a. d. Murr
Covergestaltung: Kerker + Baum Büro für Gestaltung, Hannover
Innengestaltung: Groothuis, Lohfert, Consorten, Hamburg
Satz: Die Feder, Konzeption vor dem Druck GmbH, Wetzlar
Druck und Bindung: Grafisches Centrum Cuno GmbH & Co. KG, Calbe
Hergestellt in Deutschland.